Anastasiia Radchenko
Olena Kolesnikova

Taxas de envelhecimento em doentes hipertensos com hipotiroidismo subclínico

Anastasiia Radchenko
Olena Kolesnikova

Taxas de envelhecimento em doentes hipertensos com hipotiroidismo subclínico

Mecanismos, riscos e recomendações práticas

ScienciaScripts

Cover image: www.ingimage.com

This book is a translation from the original published under ISBN 978-620-3-30562-3.

Publisher:
Sciencia Scripts
is a trademark of
Dodo Books Indian Ocean Ltd. and OmniScriptum S.R.L publishing group

120 High Road, East Finchley, London, N2 9ED, United Kingdom
Str. Armeneasca 28/1, office 1, Chisinau MD-2012, Republic of Moldova, Europe
Managing Directors: Ieva Konstantinova, Victoria Ursu
info@omniscriptum.com

Printed at: see last page
ISBN: 978-620-8-60744-9

ÍNDICE DE CONTEÚDOS

Introdução

A idade é um fator de risco fundamental para inúmeras doenças de mau prognóstico, nomeadamente as cardiovasculares. No entanto, a idade cronológica (AC) nem sempre está alinhada com a idade biológica (AB), que influencia significativamente o estado de saúde e a capacidade funcional. Os indivíduos que sofrem de envelhecimento acelerado apresentam um pior desempenho físico e cognitivo, parecem mais velhos e correm um risco acrescido de complicações, incapacidade e mortalidade.

A avaliação do impacto do envelhecimento prematuro no risco cardiovascular (CVR) é um objetivo fundamental da medicina preventiva. Muitos dos efeitos do envelhecimento cardiovascular podem ser atenuados através de modificações do estilo de vida ou de intervenções farmacológicas modernas, sublinhando o potencial destes estudos para melhorar os resultados em termos de saúde.

As perturbações metabólicas, como a hiperglicemia, a dislipidemia e a resistência à insulina (RI), contribuem para alterações da parede vascular, stress oxidativo (SO), apoptose e aumento da permeabilidade vascular. Esses processos elevam o risco de complicações cardiovasculares [1-4]. A diabetes mellitus (DM), a hipertensão arterial (HTN) e outras doenças estão associadas ao envelhecimento prematuro. No entanto, a influência do hipotiroidismo subclínico (HSC) na AB permanece pouco explorada. No entanto, a associação do HSC com os principais mecanismos de envelhecimento, incluindo a OS e o aumento da atividade pró-inflamatória, está bem estabelecida.

A HTA é a doença cardiovascular (DCV) mais prevalente a nível mundial. De acordo com a Organização Mundial de Saúde (OMS), aproximadamente 1,3 mil milhões de pessoas em todo o mundo viviam com HTN em 2023, mais de 700 milhões das quais não recebiam tratamento adequado [5]. Isso resulta em 9,4 milhões de mortes anuais, representando 12,8% da mortalidade total [6]. Assim, a prevenção precoce das complicações cardiovasculares no contexto da HTA continua a ser uma questão premente.

A prevalência do hipotiroidismo também aumentou nas últimas décadas. Nos Estados Unidos, a prevalência combinada de hipotireoidismo subclínico e evidente aumentou de 9,5% em 2012 para 11,7% em 2019, com mais de 78% dos pacientes recebendo monoterapia com tiroxina (T4) [7]. Curiosamente, a prevalência entre os pacientes mais jovens (<50 anos) permaneceu baixa e estável (2-7%), enquanto aumentou para 10-11% em pacientes com idade ≥50 anos e para 16-18% naqueles com idade ≥60 anos. Esta tendência reflecte provavelmente um menor enfoque no estudo do impacto do hipotiroidismo nas medidas terapêuticas e preventivas tipicamente dirigidas aos indivíduos mais jovens. Sublinha a necessidade de mudar os esforços de investigação e prevenção, especialmente considerando a influência da HSC na CVR.

Os dados do NHANES revelam um aumento dos casos de hipotiroidismo não tratado, de 11,8% para 14,4%, o que sugere que o aumento da prevalência pode ser impulsionado por um aumento dos casos de HSC [7]. Todos os anos, 2-4% dos casos de HSC evoluem para hipotiroidismo manifesto, com a taxa de manifestação a atingir até 40% em doentes com HSC de grau 2 (hormona estimulante da tiroide (TSH) > 10 mU/L), particularmente entre as mulheres [8].

Os dados epidemiológicos europeus também indicam uma prevalência crescente de hipotiroidismo, em parte atribuída a um melhor rastreio e a limiares mais baixos para iniciar o tratamento com levotiroxina [9]. Infelizmente, o hipotiroidismo não tratado está associado a um risco elevado de outras doenças metabólicas, incluindo uma maior incidência de DCV, obesidade e hipertensão. Entre as mulheres jovens em idade reprodutiva, o tratamento inadequado com LT4 leva à redução da fertilidade, perda de gravidez, pré-eclâmpsia e outras complicações [10].

A prevalência da HSC na população em geral é de aproximadamente 10%, aumentando para 18-22% nos idosos. Devido à ausência de manifestações clínicas na maioria dos casos, a HSC é geralmente diagnosticada na fase de manifestação manifesta. Isto resulta na perda da oportunidade de deteção e prevenção precoces, o que poderia potencialmente evitar complicações e reduzir os riscos associados à progressão da doença. A HSC está associada à hipertensão arterial e a outras doenças cardiovasculares [11]. No entanto, são praticamente inexistentes os estudos em grande escala que examinam a prevalência da HSC em doentes com HTN. Este facto pode levar a uma subestimação significativa do impacto da CCS neste grupo de doentes em comparação com a população em geral. A ausência de tais estudos dificulta o desenvolvimento de estratégias eficazes de tratamento e prevenção de complicações cardiovasculares em doentes com HTA e HSC, salientando a necessidade de mais investigação epidemiológica e clínica nesta área.

Assim, por um lado, o envelhecimento acelerado está associado a um risco acrescido de complicações cardiovasculares e a uma diminuição da qualidade de vida. Por outro lado, a combinação de doenças metabólicas como a HTA e a HSC pode contribuir para alterar os processos de envelhecimento. Por conseguinte, a prevalência crescente da HSC e a atenção insuficiente dada ao seu impacto, particularmente em combinação com a HTN, nos riscos cardiometabólicos e nos riscos de envelhecimento prematuro, são áreas críticas de estudo na medicina moderna.

Capítulo 1. Envelhecimento: processo fisiológico ou condição patológica?

1.1. Doenças associadas à idade na prática clínica: abordagens modernas e recomendações

As condições associadas à idade, como a síndrome de fragilidade, a osteoporose, a sarcopenia, as deficiências cognitivas e outras doenças, afectam significativamente a qualidade de vida dos doentes idosos. No entanto, nos últimos anos, tem-se registado um número crescente de casos em que estas condições associadas à idade são observadas não só em indivíduos idosos, mas também em grupos etários mais jovens [12, 13]. Entre os doentes jovens em estado crítico, a fragilidade na fase pré-hospitalar não só é prevalente como também está associada a taxas de mortalidade mais elevadas após um ano e a taxas mais elevadas de re-hospitalização [14].

A medicina moderna está empenhada em desenvolver recomendações para a deteção precoce, a prevenção e o tratamento destas doenças. Embora não exista um diagnóstico formal para o envelhecimento patológico ou prematuro, a Classificação Internacional de Doenças, 11ª edição (CID-11) já inclui uma lista de doenças associadas ao envelhecimento:

- **MG2A**: Declínio da capacidade intrínseca associado à idade - senescência sem referência à psicose, incluindo a fragilidade relacionada com a idade.
- **5B1Y**: Outras doenças endócrinas especificadas, não classificadas noutra posição, com termos relacionados, tais como envelhecimento prematuro pré-senil e idade fisiologicamente avançada.
- **XT9T**: Etiologia relacionada com a idade - "relacionada com a idade" refere-se a condições causadas por processos biológicos que conduzem progressivamente à perda da capacidade de adaptação de um organismo com o avançar da idade.

- **MB21.0**: Declínio cognitivo associado à idade - uma deterioração normativa (não patológica) das funções corticais superiores, incluindo o pensamento, o raciocínio, a compreensão, o cálculo, a aprendizagem, a linguagem e o julgamento.
- **AB54**: Presbiacusia ou perda de audição relacionada com a idade.
- **9B75.0**: Degenerescência macular relacionada com a idade - doença ocular que conduz à perda de visão central nos idosos, caracterizada por danos primários e secundários nas células do epitélio pigmentar da retina macular (EPR), resultando na formação de drusas (depósitos sob o EPR), neovascularização coroidal (NVC) e atrofia dos fotorreceptores e da camada coriocapilar da coroide.
- **EJ20**: Fotoenvelhecimento da pele - alterações na pele atribuídas à exposição crónica à radiação ultravioleta, que se manifestam clinicamente como elastose actínica, rugas e despigmentação.
- **EE40.Y**: Outra atrofia ou degeneração especificada do tecido conjuntivo dérmico ou subcutâneo - Os termos relacionados incluem o envelhecimento intrínseco da pele e o envelhecimento prematuro da pele.
- **EE40.31**: Fragilidade cutânea relacionada com a idade.

Entre as diretrizes clínicas destinadas à deteção e correção de condições associadas à idade encontram-se as *Diretrizes Internacionais de Prática Clínica para a Sarcopenia (ICFSR): Rastreio, Diagnóstico e Gestão* (2018), as *Diretrizes Coreanas sobre a Prevenção Primária da Fragilidade em Adultos Idosos Residentes na Comunidade* (2021), parte do Estudo de Coorte Coreano sobre Fragilidade e Envelhecimento (KFACS), e a *Diretriz Científica de 2018 da Agência Europeia de Medicamentos* intitulada *Fragilidade Física: Instrumentos para a caraterização de base de populações idosas em ensaios clínicos*.

Assim, a adaptação das diretrizes internacionais às condições locais para a avaliação das condições associadas à idade tornou-se uma prática comum em todo o mundo. As abordagens modernas para a gestão destas condições já melhoram a qualidade de vida dos doentes idosos, nomeadamente através da deteção precoce da síndrome de fragilidade e da redução do risco de complicações. No entanto, em doentes jovens e de meia-idade, a avaliação das taxas de envelhecimento (RA) é frequentemente negligenciada. A incorporação destas estratégias neste grupo poderá tornar-se uma ferramenta eficaz na prevenção das complicações associadas às doenças cardiometabólicas.

1.2. Marcadores modernos para avaliar o envelhecimento: perspectivas de utilização na investigação e na prática clínica

Atualmente, os marcadores de envelhecimento mais comuns identificados em estudos científicos incluem a sirtuína 1 (SIRT1), marcadores de inflamação, marcadores de SO, comprimento dos telómeros e modificações epigenéticas como a metilação do ADN. Estes biomarcadores fornecem informações valiosas sobre os processos biológicos subjacentes ao envelhecimento e às doenças relacionadas com a idade e têm um potencial significativo tanto para a investigação como para aplicações clínicas.

A SIRT1, um membro da família das sirtuínas de desacetilases dependentes de NAD+, surgiu como um regulador crítico da homeostase celular, do metabolismo e do envelhecimento. A SIRT1 está envolvida em vários mecanismos de proteção, como a promoção da reparação do ADN, o reforço da função mitocondrial e a supressão da inflamação. A sua atividade diminui com a idade, o que a torna um potencial biomarcador do envelhecimento e das doenças relacionadas com a idade.

Além disso, as alterações nos níveis de SIRT1 têm sido associadas a doenças cardiometabólicas existentes, que podem também contribuir para alterações na taxa de envelhecimento. A participação da SIRT1 na regulação da insulina, bem como na homeostase do colesterol, dos ácidos gordos e da glicose, está associada à obesidade, à DM, às doenças cardiovasculares e, em última análise, à doença de Alzheimer. A expressão e a atividade das enzimas SIRT são altamente sensíveis a vários factores. A SIRT1 é particularmente sensível às espécies celulares reactivas de oxigénio (ROS), proporcionando cardioprotecção e mantendo a função vascular ao contrariar a OS e a inflamação de baixo grau, que são mecanismos-chave que ocorrem nas artérias com a idade. A SIRT1 inibe a apoptose dos cardiomiócitos e regula o metabolismo energético cardíaco. Alguns autores acreditam que o efeito protetor da SIRT1 no coração contra a OS depende da sua concentração. A SIRT1 afecta o curso do hipotiroidismo, mas o mecanismo não está suficientemente estudado. Sabe-se que o hipotiroidismo é acompanhado por OS [15]. Em um estudo de Al-Khaldi A. e Sultan S. (2019), verificou-se que os níveis de expressão de mRNA de SIRT1 foram reduzidos em pacientes com hipotireoidismo e DM, enquanto a expressão de SOD2 aumentou nos níveis de mRNA e proteína em todos os grupos em comparação com os controles [15].

A inflamação crónica de baixo grau, frequentemente designada por "inflamação", é uma caraterística do envelhecimento e um dos principais factores das doenças relacionadas com a idade, incluindo as doenças cardiovasculares, a neurodegeneração e o cancro. Os principais marcadores inflamatórios incluem citocinas como a interleucina-6 (IL-6), o fator de necrose tumoral alfa (TNF-α) e a proteína C-reactiva (PCR). Os níveis elevados destes marcadores estão fortemente associados à morbilidade e mortalidade em adultos mais velhos. A utilidade clínica destes marcadores reside na sua capacidade de refletir o estado inflamatório sistémico, que pode orientar intervenções destinadas a reduzir a inflamação através de modificações do estilo de vida, tratamentos farmacológicos ou suplementos dietéticos.

A OS, causada por um desequilíbrio entre a produção de ROS e as defesas antioxidantes do organismo, é outro fator crítico do envelhecimento. Marcadores como o malondialdeído (MDA), a 8-hidroxi-2'-desoxiguanosina (8-OHdG) e os carbonilos proteicos são normalmente utilizados para avaliar os danos oxidativos nos lípidos, no ADN e nas proteínas, respetivamente. A medição dos marcadores de SO fornece informações sobre o grau de danos celulares e moleculares que ocorrem durante o envelhecimento. Além disso, estes marcadores podem ser utilizados para avaliar a eficácia das terapias antioxidantes e das alterações do estilo de vida na atenuação da OS relacionada com a idade.

O comprimento dos telómeros (TL) é há muito considerado um biomarcador clássico do envelhecimento, uma vez que os telómeros encurtam progressivamente com cada divisão celular. Os telómeros criticamente curtos desencadeiam a senescência celular ou a apoptose, contribuindo para a disfunção dos tecidos e para as doenças relacionadas com a idade. A TL é normalmente medida em leucócitos utilizando técnicas como a PCR quantitativa ou a hibridação in situ por fluorescência (FISH). No entanto, a sua utilidade como biomarcador é mais fiável quando se avaliam alterações dinâmicas ao longo do tempo, tais como a monitorização dos efeitos de intervenções ou a comparação longitudinal de populações. A variabilidade da LT entre indivíduos e tecidos, bem como a influência de factores ambientais e genéticos, limita a sua utilização em estudos transversais.

As alterações epigenéticas, nomeadamente a metilação do ADN, desempenham um papel fundamental no envelhecimento. A avaliação dos níveis globais de metilação do ADN, bem como dos padrões de metilação de genes específicos associados ao envelhecimento (por exemplo, ELOVL2, GRM2 e FHL2), fornece uma assinatura molecular da idade biológica. Os relógios epigenéticos, como o relógio de Horvath e o relógio de Hannum, aproveitam os dados de metilação de centenas de sítios CpG para estimar a idade biológica com maior precisão do que a AC. A capacidade de monitorizar as alterações epigenéticas relacionadas com a idade oferece aplicações promissoras tanto para a investigação como para a prática clínica.

Embora os marcadores individuais forneçam informações valiosas, a integração de vários biomarcadores permite uma compreensão mais abrangente do processo de envelhecimento. Por exemplo, a combinação de dados sobre a atividade da SIRT1, o estado inflamatório, os níveis de

SO, a TL e os padrões de metilação do ADN pode proporcionar uma avaliação multidimensional do envelhecimento biológico. O desafio reside na normalização das técnicas de medição, no estabelecimento de intervalos de referência e no tratamento da variabilidade individual. No entanto, os avanços nas tecnologias ómicas e na bioinformática estão a abrir caminho para avaliações personalizadas do envelhecimento, o que poderá revolucionar a medicina preventiva e as intervenções orientadas para as doenças relacionadas com a idade.

1.3. O impacto da hipertensão arterial e do hipotiroidismo subclínico no envelhecimento: das alterações fisiológicas à progressão patológica

Um lugar especial entre os processos patológicos associados à idade é ocupado pelo envelhecimento vascular (ou "vascular"). O envelhecimento vascular (AV) das artérias de grande calibre é caracterizado por uma diminuição do teor de elastina e um aumento do teor de colagénio, o que, em conjunto, aumenta a rigidez das artérias. Os dados obtidos nos últimos anos e uma melhor compreensão destes processos levaram ao aparecimento do termo envelhecimento vascular prematuro (AVP) em indivíduos com uma rigidez arterial (EA) superior à esperada para a sua idade e género. Estruturalmente, o PVA pode ser visto como uma capacidade inadequada de reparar os danos arteriais em resposta a várias tensões mecânicas, metabólicas e químicas. O marcador não-invasivo mais comum da PVA é a medição da AS. Além disso, a rigidez vascular é um biomarcador de DCV, reflectindo a consequência do efeito combinado prolongado de todas as CVR identificadas e não identificadas [16]. Cunha et al. investigaram as caraterísticas da VAP na população do norte de Portugal, uma área com uma prevalência particularmente elevada de hipertensão e frequência de AVC em comparação com outros pacientes do sul da Europa. Verificou-se que a prevalência global de AVP foi maior do que o esperado nesta zona de baixo risco cardiovascular: 12,5%. Para além disso, 26,1% dos indivíduos com menos de 30 anos tinham AVP, e 40,2% neste grupo etário tinham valores de velocidade da onda de pulso carotídeo-femoral (cfPWV) acima do percentil 90. Assim, foram detectadas altas taxas de prevalência de AVP e de grandes lesões arteriais perceptíveis em jovens, com um percentual significativo de pacientes portadores de hipertensão arterial [16]. Por conseguinte, pode dizer-se que este marcador é suficientemente sensível para ser não só um marcador de alterações patológicas em doentes com RVC baixa e moderada de doentes jovens e de meia-idade com HTN, mas também um indicador precoce de perturbações vasculares em doentes com DCV no contexto da HSC.

A HTN e a SCH partilham mecanismos de desenvolvimento semelhantes com os processos de envelhecimento, incluindo a VA. Estes mecanismos incluem a disfunção endotelial (DE), o aumento da inflamação de baixo grau e a OS, que, em última análise, conduzem a perturbações em várias vias de sinalização. A taxa, a gravidade e o momento em que estes processos ocorrem podem variar entre os doentes, dependendo da presença de comorbilidades e de outros factores. No processo de envelhecimento, incluindo a AV, os principais factores a considerar são também o desenvolvimento de DE, OS e inflamação de baixo grau.

A DE, como um dos mecanismos de PVA, promove a ativação plaquetária, a vasoconstrição, a ativação/infiltração de leucócitos e a proliferação de células musculares lisas na parede do vaso, tornando-a um preditor precoce de aterosclerose, hipertensão e futuros eventos cardiovasculares. A disfunção endotelial em pacientes com HAS frequentemente se manifesta como vasodilatação endotelial dependente prejudicada e disponibilidade reduzida de óxido nítrico . No Cardiovascular Health Study (Estudo de Saúde Cardiovascular), verificou-se que a dilatação mediada pelo fluxo (FMD) da artéria braquial comprometida era um preditor independente de eventos cardiovasculares após o ajuste para os factores de risco cardiovasculares tradicionais. Yao et al., numa meta-análise de ensaios controlados, observaram disfunção endotelial (caracterizada por diminuição da FMD e da dilatação induzida por nitratos) em doentes com HSC [17].

A OS é definida como um processo complexo de oxidação e defesa antioxidante, em que a perturbação do equilíbrio dinâmico conduz a modificações químicas irreversíveis e à morte celular, constituindo a base de várias patologias. A teoria do envelhecimento relacionada com a OS baseia-se na hipótese de que as perdas funcionais relacionadas com a idade são causadas pela acumulação de danos induzidos por radicais livres. Os níveis normais de radicais livres circulantes mantêm a homeostase e, nos adultos mais velhos, asseguram a ativação atempada das respostas imunitárias e inflamatórias para proteger contra os danos existentes. No entanto, o excesso de radicais livres, por outro lado, acelera o envelhecimento e promove o desenvolvimento de novas doenças. As perturbações nos processos de SO são cruciais não só no processo de envelhecimento, mas também no desenvolvimento de DE, danos arteriais e progressão de DCV. O tónus vascular é modulado pelo equilíbrio entre a vasoconstrição e a vasodilatação, sendo ambas influenciadas pelos ERO que circulam livremente no plasma. Nas fases iniciais da aterosclerose, as lipoproteínas de baixa densidade (LDL) são oxidadas por ROS, formando LDL oxidada, que se acumula no subendotélio e promove a inflamação. Para além do seu papel na formação da placa, os ERO influenciam o desenvolvimento da hipertrofia das células musculares lisas das artérias e estimulam a produção de colagénio e fibronectina. Como resultado, há um aumento da resistência vascular periférica total e, nas grandes artérias centrais, estes processos levam a um aumento da PWV e da rigidez vascular, contribuindo para o desenvolvimento da aterosclerose. A fibrose, a inflamação perivascular e a calcificação vascular tornam-se subsequentemente causas da progressão da HTN [18]. Distúrbios metabólicos comuns na patologia cardiovascular, como a hiperglicemia e a hiperlipidemia, levam à hiperacetilação mitocondrial , causando disfunção mitocondrial e aumento da produção de ROS mitocondrial. Isto leva à OS mitocondrial, que exacerba a DE existente e impulsiona a progressão da DCV [19]. Por conseguinte, a par dos marcadores de SO, são frequentemente investigados parâmetros dos perfis de hidratos de carbono e de lípidos, bem como a rigidez vascular.

A OS também afecta o curso da SCH, mas as hormonas da tiroide (TH) também desempenham um papel crucial na regulação da OS. Sabe-se que o hipotiroidismo exacerba os processos de OS [20]. Um dos primeiros alvos intracelulares da OS devido à disfunção da tiroide é a mitocôndria, que pode levar a danos generalizados nos tecidos, especialmente no miocárdio. No entanto, os mecanismos subjacentes ao aumento da OS em doentes com HSC envolvem muitos factores e ainda não são totalmente compreendidos [21]. Os HT estão envolvidos na regulação da produção de radicais livres, reduzindo os distúrbios oxidativos e, inversamente, suprimindo o trabalho dos sistemas antioxidantes [17, 22-24]. Permanece desconhecido o modo como o estado oxidativo se altera em doentes com HSC, especialmente quando combinado com HTN, e quais os factores que influenciam a direção dessas alterações. Para além disso, continua a procura de marcadores de SO específicos para os doentes com SCH. Os pró-oxidantes mais importantes são os ERO e as espécies reactivas de azoto, mas são normalmente demasiado reactivos e têm uma semi-vida demasiado curta para serem medidos. Por conseguinte, estes indicadores não são geralmente estudados para avaliar a OS nos doentes. Em vez disso, são utilizados biomarcadores indirectos de OS. Estes biomarcadores incluem os produtos finais das interações entre as macromoléculas e os radicais livres, bem como os antioxidantes, uma vez que as suas concentrações se alteram em resposta ao estado oxidativo. Um desses indicadores da gravidade da OS é o índice oxidativo, que reflecte o rácio entre o estado oxidativo total e o estado antioxidante total. Embora os métodos de determinação deste índice variem em diferentes estudos, ele é amplamente utilizado para avaliar a OS em várias patologias, incluindo a DCV [25].

A inflamação de baixo grau é um mecanismo fundamental no desenvolvimento de muitas doenças, incluindo a HTN e a HSC. Gupta G.

et al. encontraram concentrações aumentadas de PCR juntamente com níveis elevados de IL-6 em doentes com HSC, indicando a presença de inflamação de baixo grau. À medida que a doença progride, esta pode contribuir para a progressão da lesão miocárdica [26]. Tomiyama et al. examinaram o impacto crónico da inflamação no desenvolvimento de HTN e rigidez arterial, avaliando 3.274 doentes normotensos ao longo de nove anos [27]. Mediram anualmente a rigidez arterial, a PCR de alta sensibilidade e a pressão arterial (PA), mostrando que níveis circulantes mais elevados de PCR de alta sensibilidade estavam associados a maiores alterações nas medições da EA, que, por sua vez, estavam ligadas ao aumento da PA. Tendo em conta estes dados e a natureza crónica da HTN e da HSC, a PCR pode ser um marcador adicional útil para prever o risco cardiovascular nestes doentes.

Em conclusão, os processos fisiológicos do envelhecimento são significativamente modificados pela HTA e pela HSC. Este facto leva a uma aceleração e intensificação dos mecanismos que transformam o envelhecimento normal em envelhecimento prematuro. Nestes casos, a BA serve como um preditor moderno de deficiências estruturais e funcionais, bem como um indicador da progressão de doenças cardiometabólicas e do desenvolvimento de complicações.

Capítulo 2. Interações fisiopatológicas entre a hipertensão arterial e o hipotiroidismo subclínico: perspectivas da investigação original

2.1. Metodologia do estudo original

Um total de 150 doentes foram incluídos no nosso estudo (54,7% mulheres; n = 82) e divididos em três grupos. O grupo principal era constituído por 70 indivíduos com HTA combinada com HSC. O grupo de comparação incluiu 50 indivíduos com HTA isolada e o grupo de controlo foi constituído por 30 voluntários saudáveis, com idade e sexo semelhantes. Os grupos principal e de comparação também eram semelhantes em termos de idade. A idade mediana dos doentes com HTA e HSC foi de 47,3 anos (intervalo interquartil [IQR], 40,4-55,0 anos), enquanto o grupo com HTA isolada tinha uma idade mediana de 47,6 anos (IQR, 39,9-54,7 anos) (teste de Mann-Whitney, $p > 0,05$).

Cada um dos três grupos foi ainda dividido de acordo com categorias etárias baseadas na classificação da Organização Mundial de Saúde (OMS): o primeiro subgrupo incluiu adultos jovens com idades entre os 25 e os 44 anos e o segundo subgrupo incluiu adultos de meia-idade com idades entre os 45 e os 59 anos. A análise da distribuição etária demonstrou que a maioria dos doentes, tanto no grupo principal como no grupo de comparação, se situava no intervalo etário dos 45-59 anos - 57,1% e 60,0%, respetivamente -, o que evidencia a elevada prevalência destas patologias em doentes mais velhos. No grupo de controlo, a idade mediana foi de 45,7 anos (IQR, 33,6-51,2 anos), com 50% (n = 15) dos indivíduos com idades compreendidas entre os 25 e os 44 anos.

Os critérios de inclusão para o estudo foram os seguintes:

- Idade entre 25 e 60 anos.
- Diagnóstico confirmado de SCH - definido por duas medições separadas, efectuadas com 3 a 6 meses de intervalo, que mostram níveis de TSH superiores ao limite superior do intervalo de referência (4,0 µIU/mL), com níveis normais de

tiroxina livre (T4) (10,3-24,5 pmol/L) e triiodotironina livre (T3) (2,3-6,3 pg/mL).

- Presença de HTN de graus 1-2, estádios I-II.
- Consentimento informado assinado, indicando a vontade de participar no estudo.

Os critérios de exclusão incluíram:

- Idade inferior a 18 anos ou superior a 60 anos.
- Ausência de consentimento informado ou abandono do estudo em qualquer altura.
- Presença de doenças inflamatórias crónicas agudas ou exacerbadas no início do estudo.
- Doenças cerebrovasculares.
- AH Grau 3 ou Estágio III, de acordo com os critérios recomendados pela Sociedade Europeia de Hipertensão (ESH, 2018).
- Doenças cardíacas (antecedentes de doença cardíaca isquémica, enfarte do miocárdio, revascularização coronária, insuficiência cardíaca crónica nos estádios IIB e III).
- Hipotiroidismo manifesto.
- Terapia de substituição hormonal para a SCH.
- Histórico de uso de medicação antitireoidiana ou tratamento com iodo radioativo (I^{131}).
- Diabetes mellitus.
- Obesidade de grau 2 ou 3.
- Doenças hepáticas ou renais descompensadas com comprometimento funcional.
- Doenças oncológicas.
- Doenças reumáticas.
- Estado seropositivo ou síndrome de imunodeficiência adquirida.
- Doenças alérgicas, virais ou auto-imunes.

- A gravidez.
- Consumo excessivo de álcool (mais de 20 g de álcool puro por dia).
- Fumar mais de 20 cigarros por dia.
- CVR muito elevado de acordo com a escala SCORE2 (Systematic COronary Risk Evaluation).

Assim, os doentes selecionados cumpriram integralmente os objectivos do estudo, permitindo a sua inclusão nesta investigação.

A distribuição dos doentes no grupo principal de acordo com as diferenças de género mostrou uma predominância de mulheres - 61,4% - entre os examinados, enquanto no grupo de comparação as mulheres constituíam 50,0%.

Para avaliar o RCV global como um dos critérios de inclusão de pacientes, foi utilizada a escala SCORE2. Para os indivíduos com idade inferior a 40 anos, foi aplicada a escala de risco relativo. A proporção de doentes com CVR elevada no grupo principal foi 2,1 vezes superior à do grupo de comparação (37,1% vs. 18,0%), no entanto, estas diferenças não foram estatisticamente significativas ($p > 0,05$). Os restantes doentes destes grupos apresentavam CVR baixa a moderada.

A PA sistólica (PAS) nos grupos principal e de comparação variou de 100 mm Hg a 170 mm Hg. Globalmente, 75,6% dos doentes tinham HTN controlada. Não foram encontradas diferenças significativas na distribuição da PAS entre os grupos. No entanto, os doentes jovens, em comparação com os doentes de meia-idade, tinham a HTA controlada 1,5 vezes mais frequentemente, de acordo com os valores da PAS no grupo principal e 1,1 vezes mais frequentemente no grupo de comparação.

A PA diastólica (PAD) nos grupos principal e de comparação variou de 60 mm Hg a 109 mm Hg. Globalmente, 71,7% dos doentes tinham HTN controlada com base nos valores médios da PAD. Não foram observadas diferenças significativas entre os grupos na distribuição da PAD. No entanto, entre os doentes jovens, em comparação com os de meia-idade, a HTA controlada ocorreu 1,6 vezes mais frequentemente no grupo principal e 1,2 vezes mais frequentemente no grupo de comparação.

É de salientar que os doentes estudados apresentavam uma PA elevada, quer devido a uma terapêutica farmacológica insuficiente, quer devido à não adesão do doente ao tratamento prescrito.

A avaliação antropométrica de todos os doentes em jejum incluiu a medição da altura, do peso corporal (PC) utilizando um monitor de composição corporal (OMRON BF 511), do perímetro da anca (PC), do perímetro da cintura (PC) e o cálculo do índice de massa corporal (IMC) utilizando a fórmula de Quetelet.

Não houve pacientes com baixo peso (IMC menor que 18,5 kg/m²) no estudo. Os valores de IMC entre 25,0 kg/m² e 29,9 kg/m² foram considerados excesso de peso, e o critério antropométrico para obesidade foi um IMC superior a 30,0 kg/m². Globalmente, 15% dos doentes, tanto no grupo principal como no grupo de comparação, tinham um IMC normal. A maioria dos doentes tinha excesso de peso: 60% no grupo principal e 58% no grupo de comparação. Nomeadamente, a proporção de doentes com PC normal foi 2,2 vezes inferior no grupo principal do que no grupo de comparação (10,0% vs. 22,0%). Por conseguinte, a obesidade de grau 1 foi 1,5 vezes mais prevalente entre os doentes do grupo principal em comparação com o grupo de comparação (30,0% vs. 20,0%). Não foram encontradas diferenças significativas entre os grupos relativamente aos valores médios do IMC.

Uma avaliação mais geral da distribuição dos doentes em grupos com IMC normal e acima do normal (IMC elevado) demonstrou diferenças significativas entre os grupos principal e de comparação (χ^2 = 3,294, p = 0,047). Especificamente, o excesso de peso/obesidade foi 1,2 vezes mais comum no grupo principal do que no grupo de comparação.

Ao comparar os valores quantitativos dos indicadores do estado antropométrico, o grupo principal demonstrou um IMC significativamente mais elevado do que o grupo de comparação (28,6 [27,1-30,3] kg/m² vs. 27,2 [25,2-29,4] kg/m²; p = 0,007) e o grupo de controlo (28,6 [27,1-30,3] kg/m² vs. 23,2 [21,6-24,4] kg/m²; p = 0,001). Além disso, foram observados níveis significativamente mais elevados de HC no grupo principal (105,0 [101,5-110,8] cm) em comparação com o grupo de comparação (101,0 [97,9-105,0] cm; p = 0,002) e o grupo de controlo (98,0 [95,4-103,3] cm; p = 0,001).

Por um lado, um IMC mais elevado está associado a consequências cardiometabólicas mais acentuadas. Por outro lado, uma maior CC e, consequentemente, uma menor relação cintura-quadril (RCQ) - especialmente até 0,90 para homens e até 0,85 para mulheres, de acordo com a OMS (2008 WHO Expert Consultation on Waist Circumference and Waist-Hip Ratio) - sugerem a formação de um perfil antropométrico mais favorável quanto ao risco de desenvolvimento de complicações metabólicas. Portanto, não se pode excluir que a SCH existente possa ter um efeito multidirecional na formação da CVR, considerando as peculiaridades do estado antropométrico dos pacientes do grupo principal.

Nos doentes jovens (25 a 44 anos) do grupo principal, foram encontrados valores mais elevados de IMC (28,0 [27,0-29,6] kg/m²) juntamente com uma RCQ mais baixa (0,87 [0,83-0,90]) em comparação com o grupo de controlo (22.5 [21,5-24,7] kg/m², p = 0,0001, e 0,80 [0,77-0,87], p = 0,019, respetivamente) e ao grupo de comparação (27,4 [24,0-28,3] kg/m², p = 0,011, e 0,93 [0,86-0,95], p = 0,011).

Uma análise dos indicadores antropométricos em pacientes de meia-idade (45 a 59 anos) revelou valores médios de IMC significativamente mais elevados entre os pacientes do grupo principal em comparação com os do grupo de comparação (29,0 [27,1-31,4] kg/m² vs. 26,9 [25,3-29,8] kg/m²; p = 0,029). No entanto, ao contrário dos pacientes jovens, não foram encontradas diferenças significativas na RCQ entre os pacientes mais velhos do grupo principal e do grupo de comparação.

A avaliação pelo teste H de Kruskal-Wallis mostrou que, no grupo de comparação, entre todos os indicadores antropométricos, apenas o índice de massa corporal (IMC) influenciou o aumento da média da PAS (p = 0,017) e da PAD (p = 0,032). No grupo principal, um efeito semelhante na

PAD foi observado a partir do IMC (p = 0,045) e da CC (p = 0,011). Estes resultados sugerem que as diferenças previamente identificadas nos perfis antropométricos entre os doentes do grupo principal e do grupo de comparação contribuem para valores elevados de PA e, consequentemente, para uma maior CVR esperada nos doentes com HSC concomitante.

Assim, todos os doentes examinados apresentavam doenças numa fase inicial de progressão (HTN sem complicações significativas de órgãos-alvo e SCH sem um risco elevado de manifestação) e pertenciam principalmente à categoria de CVR baixa/moderada. No entanto, entre os doentes dos grupos principal e de comparação, 75% tinham excesso de peso ou obesidade de grau 1 e mais de 25% tinham HTA não controlada. Por um lado, os resultados obtidos podem estar associados a processos relacionados com a idade; por outro lado, com o desenvolvimento de um aumento da CVR. A direção da relação causal em ambos os casos e as peculiaridades da formação de tais associações no contexto da HTA e da HSC permanecem incertas.

Subsequentemente, foram determinados parâmetros sanguíneos clínicos e bioquímicos para todos os doentes utilizando métodos padrão. Os níveis séricos de insulina, PCR, TNF-α, TSH, T3 livre, T4 livre, anticorpos contra a peroxidase da tiroide (anti-TPO) e SIRT1 foram medidos utilizando kits de ensaio de imunoabsorção enzimática (ELISA). A atividade da superóxido dismutase total (T-SOD) no soro foi determinada por um método colorimétrico baseado na conversão do sal de tetrazólio WST-1 em formazan.

O equilíbrio pró-oxidante-antioxidante do soro foi calculado como a razão entre o teor de hidroperóxidos totais (THP) e a atividade antioxidante total (TAA). Os níveis de THP (μmol/L) foram determinados por um método colorimétrico que envolveu uma reação com peroxidase de rábano, utilizando dicloridrato de 3,3′,5,5′-tetrametilbenzidina (TMB) como substrato cromogénico. As medições da densidade ótica foram efectuadas num analisador ELISA semi-automatizado "Immunochem-2100" (EUA).

2.2. Perfil cardiometabólico dos doentes com hipotiroidismo subclínico

Comparámos os indicadores do metabolismo dos hidratos de carbono e dos lípidos com os dos grupos de comparação e de controlo para identificar e avaliar as alterações cardiometabólicas precoces nos doentes do grupo principal (*Quadro 2.2.1*)

Tabela 2.2.1. Parâmetros cardiometabólicos nos pacientes estudados, independentemente da idade

Parâmetros	Grupo de controlo, n = 30	Doentes com HTN, n=50	Doentes com HTN+SCH, n=70	p^{1-2} p^{1-3} p^{2-3}
Perfil de hidratos de carbono				
Hemoglobina glicada (%)	5.14 [4.90;5.23]	5.19 [5.07;5.58]	5.91 [5.76;6.17]	0.028 0.001 0.001
Insulina (µIU/mL)	10.46 [9.45;11.16]	18.28 [12.51;25.75]	22.87 [17.43;30.29]	0.001 0.001 0.023
Glicose (mmol/L)	4.94 [4.79;5.23]	5.29 [4.97;5.60]	5.63 [5.07;5.82]	0.004 0.001 >0.05
HOMA IR	2.34 [2.18;2.66]	4.02 [2.96;6.63]	5.85 [4.26;7.80]	0.001 0.0001 0.003
Perfil lipídico				
Colesterol total (mmol/L)	4.54 [4.30;5.12]	5.55 [4.77;6.22]	5.90 [5.34;6.63]	0.001 0.0001 0.043

Parâmetros	Grupo de controlo, n = 30	Doentes com HTN, n=50	Doentes com HTN+SCH, n=70	p^{1-2} p^{1-3} p^{2-3}
Triglicéridos (mmol/L)	0.87 [0.77;1.17]	1.16 [0.88;1.75]	1.51 [1.17;2.15]	0.009 0.001 0.011
VLDL-C (mmol/L)	0.42 [0.32;0.59]	0.55 [0.40;0.84]	0.77 [0.55;0.99]	0.007 0.001 0.004
Colesterol HDL (mmol/L)	1.39 [1.19;1.54]	1.26 [1.09;1.45]	1.11 [0.94;1.26]	0.001 0.001 0.001
LDL-C (mmol/L)	2.62 [2.47;3.08]	3.68 [2.80;4.38]	4.02 [3.22;4.54]	0.001 0.001 >0.05

Nota: HTN - hipertensão arterial, HSC - hipotiroidismo subclínico, VLDL-C - colesterol de lipoproteínas de muito baixa densidade, HDL-C - colesterol de lipoproteínas de alta densidade, LDL-C - colesterol de lipoproteínas de baixa densidade, p^{1-2} - nível de significância na comparação do parâmetro entre o grupo de controlo e o grupo de doentes com HA, p^{1-3} - nível de significância quando se compara o parâmetro entre o grupo de controlo e o grupo de doentes com AH + HSC, p^{2-3} - nível de significância quando se compara o parâmetro entre o grupo de doentes com AH e o grupo de doentes com AH + HSC

Entre todos os pacientes estudados, o perfil de carboidratos foi o mais desfavorável para o desenvolvimento de aumento da RCV no grupo principal. Isso foi evidenciado principalmente pelos maiores valores médios de insulina (p = 0,023), HOMA-IR (p = 0,003) e HbA1c (p = 0,001) em relação ao grupo de comparação (*Tabela 2.2.1*). Estes resultados sugerem que as diferenças observadas na RI entre os doentes do grupo principal podem estar associadas à supressão da expressão do substrato 1 do recetor de insulina (IRS-1) e da fosforilação da tirosina nos adipócitos 3T3-L1 sob a influência de níveis elevados de TSH caraterísticos da HSC.

Foram observadas diferenças semelhantes entre os grupos estudados no perfil lipídico, independentemente da idade (*Tabela 2.2.1*). Os pacientes do grupo principal apresentaram valores médios superiores aos do grupo de comparação para colesterol total (CT) ($p = 0{,}043$), triglicerídeos (TG) ($p = 0{,}011$), colesterol de lipoproteínas de densidade muito baixa (VLDL-C) ($p = 0{,}004$) e colesterol de lipoproteínas de alta densidade (HDL-C) ($p = 0{,}001$). Os valores médios do colesterol da lipoproteína de baixa densidade (LDL-C) também foram mais elevados nos doentes do grupo principal; no entanto, só foram observadas diferenças significativas quando comparados com o grupo de controlo ($p = 0{,}001$). As alterações pró-aterogénicas detectadas no perfil lipídico dos doentes do grupo principal estão correlacionadas com os dados sobre a elevada prevalência de dislipidemias (predominantemente hipercolesterolemia) entre os doentes com HSC e estão provavelmente associadas à influência da TSH nos receptores das células hepáticas, especificamente com a regulação positiva da expressão da 3-hidroxi-3-metilglutaril-coenzima A redutase hepática.

Também foram demonstradas diferenças significativas na prevalência de perturbações do perfil lipídico entre os grupos apenas nos valores médios do colesterol de lipoproteína de muito baixa densidade (VLDL-C) ($\chi^2 = 5{,}853$, $p = 0{,}016$). Especificamente, os valores médios elevados deste parâmetro foram observados 1,7 vezes mais frequentemente entre os doentes do grupo principal em comparação com o grupo de comparação (*Fig. 2.2.1*).

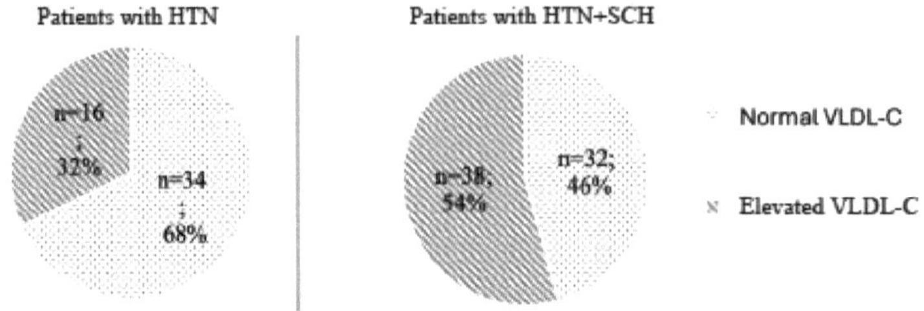

Fig. 2.2.1. Distribuição da frequência de doentes com níveis médios de VLDL-C acima do normal (n, %) nos grupos principal e de comparação, independentemente da idade.

Nota: HTN - hipertensão, SCH - hipotiroidismo subclínico, VLDL-C - colesterol de lipoproteína de densidade muito baixa

Nos doentes jovens (25 a 44 anos) do grupo principal, verificou-se uma deterioração acentuada do perfil de hidratos de carbono. Especificamente, foram observados valores médios mais elevados de HbA1c (p = 0,001), insulina (p = 0,027) e HOMA-IR (p = 0,013) em comparação com o grupo de comparação (*Tabela 2.2.2*)

Tabela 2.2.2. Parâmetros cardiometabólicos nos pacientes jovens estudados (25 a 44 anos)

Parâmetros	Grupo de controlo, n = 15	Doentes com HTN, n=20	Doentes com HTN+SCH, n=30	p^{1-2} p^{1-3} p^{2-3}
	Perfil de hidratos de carbono			
Hemoglobina glicada (%)	5.02 [4.72;5.23]	5.09 [4.92;5.20]	5.79 [5.52;5.91]	>0.05 0.001 0.001
Insulina (μIU/mL)	10.56 [9.71;11.05]	17.43 [12.24;21.31]	22.25 [17.43;23.95]	0.001 0.001 0.027

Parâmetros	Grupo de controlo, n = 15	Doentes com HTN, n=20	Doentes com HTN+SCH, n=30	p^{1-2} p^{1-3} p^{2-3}
Glicose (mmol/L)	4.90 [4.79;5.24]	5.21 [4.93;5.54]	5.63 [5.20;5.77]	>0.05 >0.05 >0.05
HOMA IR	2.30 [2.15;2.70]	3.92 [2.83;4.94]	4.63 [4.15;6.18]	0.001 0.001 0.013
Perfil lipídico				
Colesterol total (mmol/L)	4.55 [4.22;5.11]	5.27 [4.70;5.71]	5.51 [5.11;5.92]	0.007 0.001 >0.05
Triglicéridos (mmol/L)	0.85 [0.69;1.34]	1.11 [0.82;2.04]	1.42 [1.11;1.60]	>0.05 0.009 >0.05
VLDL-C (mmol/L)	0,38 [0,30;0,60]	0,51 [0,39;1,07]	0,76 [0,48;0,88]	0.042 0.001 >0.05
Colesterol HDL (mmol/L)	1.40 [1.28;1.55]	1.19 [1.07;1.37]	1.09 [0.94;1.25]	0.013 0.001 0.044
Colesterol HDL (mmol/L)	1.40 [1.28;1.55]	1.19 [1.07;1.37]	1.09 [0.94;1.25]	0.013 0.001 0.044

Parâmetros	Grupo de controlo, n = 15	Doentes com HTN, n=20	Doentes com HTN+SCH, n=30	p^{1-2} p^{1-3} p^{2-3}
LDL-C (mmol/L)	2.60 [2.42;2.86]	3.46 [2.73;3.85]	3.73 [3.07;4.19]	0.008 0.001 >0.05
Nota: HTN - hipertensão arterial, HSC - hipotiroidismo subclínico, VLDL-C - colesterol de lipoproteínas de muito baixa densidade, HDL-C - colesterol de lipoproteínas de alta densidade, LDL-C - colesterol de lipoproteínas de baixa densidade, p^{1-2} - nível de significância na comparação do parâmetro entre o grupo de controlo e o grupo de doentes com HA, p^{1-3} - nível de significância quando se compara o parâmetro entre o grupo de controlo e o grupo de doentes com AH + HSC, p^{2-3} - nível de significância quando se compara o parâmetro entre o grupo de doentes com AH e o grupo de doentes com AH + HSC				

A análise da prevalência de RI entre os pacientes jovens revelou que esse distúrbio era 1,3 vezes mais comum no grupo principal do que no grupo de comparação ($\chi^2 = 5,335$, p = 0,021). Para além disso, quase todos os doentes jovens do grupo principal (97%) apresentavam IR (*Figura 2.2.2*). Estes resultados indicam que a RI em doentes jovens com HTN não só aumenta significativamente com a adição de HSC, como também se torna uma perturbação cardiometabólica caraterística no grupo principal, necessitando de monitorização e correção obrigatórias .

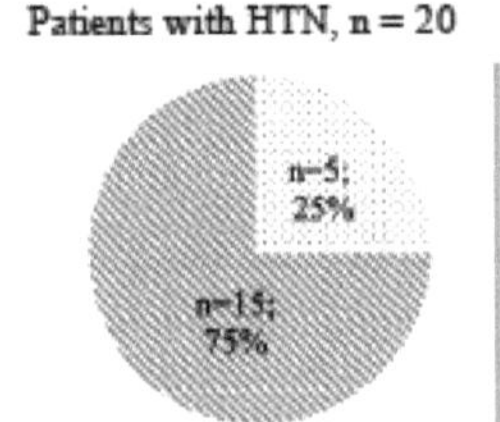

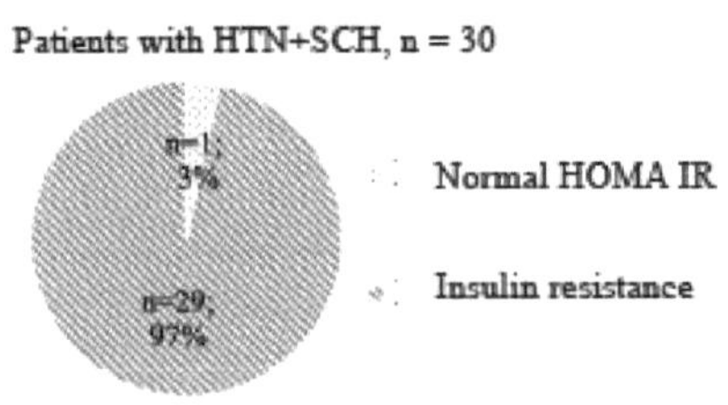

Figura 2.2.2. Distribuição da frequência de doentes com resistência à insulina (n, %) entre os doentes jovens dos grupos principal e de comparação

Nota: HTN - hipertensão, SCH - hipotiroidismo subclínico

Na comparação entre os pacientes jovens, não foram encontradas diferenças significativas nos valores dos parâmetros lipídicos entre o grupo principal e o grupo de comparação, com exceção dos níveis médios de HDL-C mais baixos no grupo principal (p = 0,044). Isto sugere que as alterações desfavoráveis observadas no perfil lipídico entre todos os pacientes do grupo principal podem ser devidas ao desenvolvimento de diferenças na categoria de idade mais avançada.

A análise dos parâmetros cardiometabólicos nos pacientes de meia-idade (45 a 59 anos) revelou que as diferenças no perfil de hidratos de carbono entre os grupos eram semelhantes às observadas nos pacientes jovens: o grupo principal apresentou valores médios mais elevados de HbA1c (p = 0,0001) e HOMA-IR (p = 0,029) em comparação com o grupo de comparação (*Tabela 2.2.3*).

Tabela 2.2.3. Parâmetros cardiometabólicos nos doentes de meia-idade estudados (45 a 59 anos)

Parâmetros	Grupo de controlo, n = 15	Doentes com HTN, n=30	Doentes com HTN+SCH, n=40	p^{1-2} p^{1-3} p^{2-3}
Perfil de hidratos de carbono				
Hemoglobina glicada (%)	5.21 [4.98;5.23]	5.32 [5.15;5.77]	6.12 [5.84;6.24]	0.027 0.001 0.0001
Insulina (µIU/mL)	10.15 [9.20;11.41]	18.64 [12.64;28.26]	25.03 [16.83;31.56]	0.001 0.001 >0.05
Glicose	5.11	5.37	5.63	0.029

Parâmetros	Grupo de controlo, n = 15	Doentes com HTN, n=30	Doentes com HTN+SCH, n=40	p^{1-2} p^{1-3} p^{2-3}
(mmol/L)	[4.73;5.23]	[5.08;5.63]	[4.89;5.92]	>0.05 >0.05
HOMA IR	2.36 [2.21;2.59]	4.16 [3.15;7.34]	6.35 [4.45;8.54]	0.000 0.001 0.035
Perfil lipídico				
Colesterol total (mmol/L)	4.52 [4.33;5.15]	5.85 [4.90;6.70]	6.37 [5.62;6.98]	0.001 0.001 >0.05
Triglicéridos (mmol/L)	0.89 [0.78;1.12]	1.27 [0.88;1.61]	1.68 [1.20;2.62]	0.034 0.001 0.005
VLDL-C (mmol/L)	0.43 [0.39;0.59]	0.58 [0.40;0.77]	0.8 [0.57;1.19]	>0.05 0.001 0.003
Colesterol HDL (mmol/L)	1.38 [1.17;1.49]	1.28 [1.09;1.69]	1.11 [0.92;1.31]	>0.05 0.001 0.008
LDL-C (mmol/L)	2.62 [2.47;3.3]	3.95 [2.80;4.71]	4.13 [3.50;4.73]	0.005 0.001 >0.05
Nota: HTN - hipertensão arterial, HSC - hipotiroidismo subclínico, VLDL-C - colesterol de lipoproteínas de muito baixa densidade, HDL-C - colesterol de lipoproteínas de alta densidade, LDL-C - colesterol de lipoproteínas de baixa densidade, p^{1-2} - nível de significância na comparação do parâmetro entre o grupo de controlo e o grupo de doentes com HA, p^{1-3} - nível de significância quando se compara o parâmetro entre o grupo de controlo e o grupo de doentes				

Parâmetros	Grupo de controlo, n = 15	Doentes com HTN, n=30	Doentes com HTN+SCH, n=40	p^{1-2} p^{1-3} p^{2-3}
com AH + HSC, p^{2-3} - nível de significância quando se compara o parâmetro entre o grupo de doentes com AH e o grupo de doentes com AH + HSC				

Ao contrário dos resultados da análise entre os doentes jovens, a avaliação da prevalência da RI entre os doentes de meia-idade não revelou diferenças significativas entre os grupos. Presumivelmente, devido a processos associados ao envelhecimento, a taxa de declínio da sensibilidade à insulina não depende da presença de HSC. No entanto, a prevalência mais elevada de RI numa idade jovem entre os doentes do grupo principal sugere que estes doentes podem desenvolver uma CVR mais elevada mais cedo na meia-idade devido à duração mais longa da RI, em comparação com os doentes sem HSC numa idade jovem.

Entre os doentes de meia-idade do grupo principal, foram observadas alterações pró-aterogénicas mais pronunciadas em comparação com os doentes do grupo de comparação. Especificamente, foram identificados valores médios mais elevados de TG ($p = 0,003$), VLDL-C ($p = 0,005$) e valores médios mais baixos de HDL-C ($p = 0,008$) (*Tabela 2.2.3*). É provável que o efeito negativo significativo da SCH no perfil lipídico dos doentes de meia-idade se deva à influência direta da TSH no metabolismo lipídico.

A análise da prevalência de perturbações do perfil lipídico nos doentes de meia-idade revelou uma diferença significativa entre o grupo principal e o grupo de comparação apenas na frequência de níveis elevados de VLDL-C ($\chi^2 = 4,715$, $p = 0,030$). Especificamente, esta perturbação foi observada 2,0 vezes mais frequentemente entre os doentes do grupo principal *(Fig. 2.2.3)*.

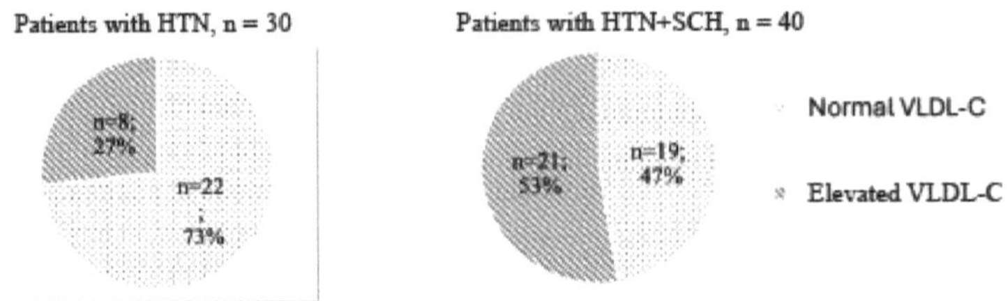

Figura 2.2.3. Distribuição da frequência de doentes com níveis elevados de VLDL-C (n, %) no grupo principal e no grupo de comparação.

Nota: HTN - hipertensão, SCH - hipotiroidismo subclínico, VLDL-C - colesterol de lipoproteína de densidade muito baixa

A avaliação do impacto dos parâmetros dos hidratos de carbono e do perfil lipídico nos níveis de PA revelou que, no grupo de comparação, os níveis de insulina e os TG influenciaram a PAS (p = 0,001 e p = 0,040, respetivamente) e a PAD (p = 0,001 e p = 0,005, respetivamente). No grupo principal, verificou-se que os TG (p = 0,008) e o VLDL-C (p = 0,040) influenciaram a PAS, enquanto a insulina (p = 0,026) e os TG (p = 0,016) influenciaram a PAD.

As diferenças significativas identificadas nos parâmetros cardiometabólicos supracitados, entre os grupos principal e de comparação, reforçam a hipótese de desenvolvimento de valores médios de PA mais elevados nos doentes com HTA acompanhada de HSC, o que está diretamente associado ao aumento esperado da RVC.

Em geral, os doentes com HTN combinada com HSC apresentam um risco cardiometabólico mais elevado do que os doentes com hipertensão isolada, independentemente da idade. Este facto é indicado pelo aumento dos valores médios de HbA1c, HOMA-IR, colesterol total, triglicéridos e colesterol VLDL, juntamente com a diminuição dos níveis de colesterol HDL. Tanto os doentes jovens como os de meia-idade com HTN e HSC apresentam valores mais elevados de HbA1c e HOMA-IR. Em termos de perturbações lipídicas, os doentes jovens apresentam níveis significativamente mais baixos de colesterol HDL, enquanto os doentes de meia-idade apresentam níveis mais baixos de colesterol HDL e níveis mais elevados de triglicéridos e colesterol VLDL. Este facto pode estar relacionado com o aumento da prevalência de problemas antropométricos com a idade e com um impacto negativo mais pronunciado da TSH no metabolismo lipídico na meia-idade.

Estes resultados sugerem a necessidade de prevenção primária da dislipidemia em doentes jovens, de modo a reduzir a sua prevalência na meia-idade. Adicionalmente, a RI detectada durante a CCS pode requerer prevenção secundária, mesmo em indivíduos mais jovens. O perfil cardiometabólico único observado pode ser o resultado de mecanismos relacionados com a idade - especificamente, processos inflamatórios e oxidativos excessivos na juventude e mecanismos compensatórios depletados na meia-idade.

2.3. Avaliação do estado oxidativo, dos processos inflamatórios e da sua associação com o envelhecimento

Como indicadores de envelhecimento, avaliámos parâmetros de SO, processos inflamatórios e níveis de SIRT1.

A avaliação do equilíbrio redox nos doentes estudados, independentemente da idade, revelou diferenças significativas entre o grupo principal e o grupo de comparação (*Tabela 2.3.1*). Os valores médios de THP, que são marcadores da atividade oxidativa do organismo, foram mais elevados no grupo principal do que no grupo de comparação ($p = 0,001$). Da mesma forma, foram observadas diferenças significativas nos valores médios de T-SOD ($p = 0,002$). Um aumento nos valores médios desta enzima tem normalmente um significado protetor para o organismo. No presente estudo, os níveis mais baixos de T-SOD foram observados nos doentes do grupo principal. Os valores médios de TAA, um indicador da defesa antioxidante do organismo, foram significativamente mais baixos nos doentes do grupo principal ($p = 0,001$) e do grupo de comparação ($p = 0,005$) em comparação com o grupo de controlo; no entanto, não foram encontradas diferenças significativas entre o grupo principal e o grupo de comparação. Tendo em conta estes resultados, pode presumir-se que o desequilíbrio do sistema redox na HSC é caracterizado principalmente por um aumento significativo da atividade do processo oxidativo num contexto de diminuição da atividade de componentes enzimáticos específicos dos sistemas antioxidantes, como a T-SOD. É provável que essas alterações nos processos de OS em doentes do grupo principal sejam causadas pela ação direta da TSH na via de sinalização do NF-κB.

Tabela 2.3.1. Marcadores de stress oxidativo e estado pró-inflamatório nos doentes estudados, independentemente da idade

Parâmetros	Grupo de controlo, n = 30	Doentes com HTN, n=50	Doentes com HTN+SCH, n=70	p^{1-2} p^{1-3} p^{2-3}
Marcadores de stress oxidativo				
Superóxido dismutase total (U/mL)	54.55 [50.02;59.87]	48.49 [46.12;51.49]	46.16 [44.20;49.44]	0.001 0.001 0.002
Hidroperóxidos totais (THP, μmol/L)	89.96 [72.98;113.14]	102.43 [89.07;145.45]	152.21 [125.90;167.76]	0.030 0.001 0.001
Atividade antioxidante total (TAA, μmol/L)	590.23 [570.75;620.26]	539.35 [419.91;597.85]	494.14 [415.58;546.01]	0.005 0.001 >0.05
THP/TAA	0.16 [0.12;0.19]	0.19 [0.16;0.30]	0.30 [0.24;0.40]	0.002 0.001 0.001
Marcadores pró-inflamatórios				

Parâmetros	Grupo de controlo, n = 30	Doentes com HTN, n=50	Doentes com HTN+SCH, n=70	p^{1-2} p^{1-3} p^{2-3}
Proteína C-Reactiva (mg/L)	1.5 [1.3;2.4]	1.7 [1.4;2.8]	3.4 [2.6;4.2]	0.001 0.001 0.001
Fator de necrose tumoral alfa (pg/mL)	1.67 [1.62;2.64]	1.97 [1.63;2.60]	4.26 [3.60;5.17]	>0.05 >0.05 0.001

Nota: HTN - hipertensão, HSC - hipotiroidismo subclínico, p^{1-2} - nível de significância quando se compara o parâmetro entre o grupo de controlo e o grupo de doentes com AH, p^{1-3} - nível de significância quando se compara o parâmetro entre o grupo de controlo e o grupo de doentes com AH + HSC, p^{2-3} - nível de significância quando se compara o parâmetro entre o grupo de doentes com AH e o grupo de doentes com AH + HSC

A análise do estado pró-inflamatório entre os indivíduos, independentemente da idade, demonstrou que os doentes do grupo principal apresentavam valores médios mais elevados de TNF-α (p = 0,001) e PCR (p = 0,001) em comparação com o grupo de comparação (Tabela 2.3.1). Isto sugere que a atividade pró-inflamatória comparativamente elevada nos doentes do grupo principal pode atuar tanto como causa primária de processos auto-imunes na glândula tiroide - levando ao desenvolvimento de HSC - como consequência da HSC existente devido ao aparecimento de perturbações cardiometabólicas.

Para identificar diferenças associadas à idade, efectuámos uma comparação dos parâmetros estudados com base nas categorias de idade entre doentes jovens e de meia-idade em todos os grupos t.

Entre os pacientes jovens (com idades entre 25 e 44 anos), foram observadas diferenças significativas nos marcadores de OS. Os doentes do grupo principal, ao contrário dos do grupo de comparação, apresentaram valores médios mais baixos de T-SOD (p = 0,0001) e TAA (p = 0,005), e valores médios mais elevados de THP (p = 0,001). Estes resultados podem indicar o desenvolvimento de um desequilíbrio redox no grupo principal (*Tabela 2.3.2*).

Tabela 3.5. Marcadores de stress oxidativo e estado pró-inflamatório em doentes jovens (25 a 44 anos)

Parâmetros	Grupo de controlo, n = 15	Doentes com HTN, n=20	Doentes com HTN+SCH, n=30	p^{1-2} p^{1-3} p^{2-3}
Marcadores de stress oxidativo				
Superóxido dismutase total (U/mL)	55.22 [49.56;62.10]	51.68 [49.23;55.02]	45.95 [44.12;48.54]	>0.05 0.001 0.0001
Hidroperóxidos totais (THP, µmol/L)	78.60 [68.29;154.00]	90.72 [75.35;110.24]	149.39 [120.01;157.63]	>0.05 0.022 0.001
Atividade antioxidante	592.10 [571.70;619.57]	596.71 [538.03;630.62]	513.24 [487.07;564.33]	>0.05

Parâmetros	Grupo de controlo, n = 15	Doentes com HTN, n=20	Doentes com HTN+SCH, n=30	p^{1-2} p^{1-3} p^{2-3}
total (TAA, µmol/L)				0.02 0 0.00 5
THP/TAA	0,16 [0,11;0,26]	0,16 [0,13;0,19]	0,29 [0,21;0,31]	>0,05 0,007 0,001
		Marcadores pró-inflamatórios		
Proteína C-Reactiva (mg/L)	1.3 [0.8;1.8]	1.6 [1.4;1.9]	3.4 [2.3;4.8]	>0.05 0.001 0.001
Fator de necrose tumoral alfa (pg/mL)	1.77 [1.45;2.47]	1.76 [1.53;2.59]	4.61 [3.78;5.43]	>0.05 0.001 0.001
Nota: HTN - hipertensão, HSC - hipotiroidismo subclínico, p^{1-2} - nível de significância quando se compara o parâmetro entre o grupo de controlo e o grupo de doentes com AH, p^{1-3} - nível de significância quando se compara o parâmetro entre o grupo de controlo e o grupo de doentes com AH + HSC, p^{2-3} - nível de significância quando se compara o parâmetro entre o grupo de doentes com AH e o grupo de doentes com AH + HSC				

A análise específica por idade revelou que os doentes jovens do grupo principal apresentavam níveis médios mais elevados de PCR (p = 0,001) e TNF-α (p = 0,001) em comparação com o grupo de comparação, indicando uma maior atividade pró-inflamatória no grupo principal (*Tabela 2.3.2*). Considerando que as alterações da atividade inflamatória e do equilíbrio redox são mecanismos associados ao envelhecimento, pode colocar-se a hipótese de que os doentes do grupo principal são mais propensos a um envelhecimento acelerado e, possivelmente, a alterações associadas à idade no seu perfil cardiometabólico.

De notar que, entre os doentes jovens, não foram encontradas diferenças significativas entre o grupo de comparação e o grupo de controlo nos marcadores dos processos redox e do estado pró-inflamatório. Isto implica que só foram observadas alterações significativas com a adição de SCH, o que pode estar subjacente à progressão das perturbações cardiometabólicas nos doentes do grupo principal. Dado que a ativação de processos inflamatórios e o desequilíbrio redox são mecanismos-chave do envelhecimento fisiológico e prematuro, pode afirmar-se que as alterações observadas podem contribuir para o desenvolvimento do envelhecimento acelerado em doentes do grupo principal numa idade jovem.

Em contraste, entre os doentes de meia-idade (45 a 59 anos), não foram observadas diferenças significativas entre o grupo principal e o grupo de comparação nos valores médios de T-SOD e TAA, embora estes valores fossem significativamente mais baixos em comparação com o grupo de controlo ($p < 0,05$ para todos os pares de comparação) (*Tabela 2.3.3*). Os valores médios de THP ($p = 0,002$) e o rácio THP/TAA ($p = 0,002$) foram significativamente mais elevados no grupo principal do que no grupo de comparação. É provável que, nos doentes de meia-idade do grupo principal, o início da HTN seja acompanhado por um aumento gradual da atividade do processo oxidativo, que se torna significativo com a adição subsequente de SCH. Nesta faixa etária, a baixa defesa antioxidante deve-se provavelmente a outros factores que não a influência direta da SCH.

Tabela 2.3.3. Marcadores de stress oxidativo e estado pró-inflamatório em doentes de meia-idade (45 a 59 anos)

Parâmetros	Grupo de controlo, n = 15	Doentes com HTN, n=30	Doentes com HTN+SCH, n=40	p^{1-2} p^{1-3} p^{2-3}
Marcadores de stress oxidativo				
Superóxido dismutase total (U/mL)	54.3 [51.5;56.3]	46.8 [45.25;48.77]	46.46 [44.31;50.1]	0.001 0.001 >0.05
Hidroperóxidos totais (THP, µmol/L)	92.31 [78.9;98]	112.15 [95.06;151.9 5]	155.92 [126.52;176.5 5]	0.002 0.001 0.002
Atividade antioxidante total (TAA, µmol/L)	588.35 [567.89;622. 31]	468.75 [387.77;574. 46]	448.7 [355.16;539]	0.001 0.001 >0.05
THP/TAA	0.16 [0.13;0.17]	0.24 [0.19;0.32]	0.37 [0.25;0.44]	0.001 0.001 0.002
Marcadores pró-inflamatórios				
Proteína C-Reactiva (mg/L)	1.2 [0.7;1.7]	1.9 [1.3;4.1]	3.4 [2.6;4.1]	0.004 0.001 0.002
Fator de necrose tumoral alfa (pg/mL)	1.80 [1.44;2.21]	2.04 [1.65;2.6]	4.22 [3.40;4.95]	>0.05 >0.05 0.0001

Nota: HTN - hipertensão, HSC - hipotiroidismo subclínico, p^{1-2} - nível de significância quando se compara o parâmetro entre o grupo de controlo e o grupo de doentes com AH, p^{1-3} - nível de significância quando se compara o parâmetro entre o grupo de controlo e o grupo de doentes com AH + HSC, p^{2-3} - nível de significância quando se

Parâmetros	Grupo de controlo, n = 15	Doentes com HTN, n=30	Doentes com HTN+SCH, n=40	p^{1-2} p^{1-3} p^{2-3}
compara o parâmetro entre o grupo de doentes com AH e o grupo de doentes com AH + HSC				

Foram encontrados valores médios mais elevados de PCR (p = 0,002) e TNF-α (p = 0,0001) nos doentes de meia-idade do grupo principal em comparação com os doentes do grupo de comparação, à semelhança dos resultados dos doentes jovens (*Tabela 2.3.3*). Assim, persistem com a idade diferenças significativas no estado pró-inflamatório dos doentes do grupo principal em comparação com os doentes com HTN isolada.

A análise dos níveis médios de SIRT1 entre todos os doentes estudados, independentemente da idade, demonstrou valores mais elevados no grupo de controlo (5,34 [3,75-6,76] ng/mL) comparativamente ao grupo principal (4,36 [4,07-4,88] ng/mL; p = 0.025) e o grupo de comparação (3,74 [3,59-4,14] ng/mL; p = 0,001), o que era esperado, uma vez que a SIRT1 está diretamente associada ao envelhecimento saudável e ao aumento da esperança de vida, em parte devido aos seus efeitos positivos no metabolismo dos lípidos e dos hidratos de carbono. Nomeadamente, os doentes do grupo principal apresentavam níveis médios de SIRT1 significativamente mais elevados do que os do grupo de comparação (p = 0,001). Isto sugere que o aumento da SIRT1 pode indicar um efeito positivo parcial da HSC no tempo de vida destes doentes e, possivelmente, no seu perfil metabólico. Sabe-se que os níveis elevados de SIRT1 estão associados a um aumento da secreção de TSH e que, nos doentes com CCS, isto pode ocorrer devido a uma diminuição da atividade das hormonas da tiroide.

Ao comparar apenas os doentes jovens, foi evidente que o grupo principal tinha níveis médios de SIRT1 significativamente mais elevados do que o grupo de comparação (4,82 [4,33-5,79] ng/mL vs. 3,78 [3,68-4,03] ng/mL; p = 0,0001).

Nos doentes de meia-idade do grupo principal, ao contrário dos doentes jovens, já não se observaram os valores médios elevados protectores de SIRT1: Os níveis de SIRT1 eram inferiores aos do grupo de controlo (4,21 [3,53-4,57] ng/mL vs. 4,98 [3,34-6,87] ng/mL; p = 0,021). Consequentemente, a diferença significativa nos valores médios deste parâmetro em relação ao grupo de comparação desapareceu.

Em geral, os doentes com HTN combinada com HSC apresentam um estado pró-inflamatório e um desequilíbrio oxidativo mais pronunciado do que os doentes com HTN isolada. Apresentam níveis aumentados de PCR, TNF-α, THP e rácio THP/TAA, juntamente com níveis diminuídos de T-SOD. Em particular, os doentes jovens com HTN e HSC apresentam um aumento de SIRT1, o que sugere um mecanismo compensatório contra o envelhecimento prematuro e as perturbações metabólicas associadas; este efeito está ausente nos doentes de meia-idade.

Em doentes jovens, a combinação de HTN e HSC conduz a um stress oxidativo significativo devido a uma maior atividade oxidativa e a uma diminuição das defesas antioxidantes - evidenciada por rácios THP e THP/TAA elevados e níveis reduzidos de T-SOD e ASA. Os doentes de meia-idade não apresentam alterações significativas nos processos antioxidantes, mas continuam a ter níveis mais elevados de THP e rácios THP/TAA em comparação com os doentes com HTN isolada. Isto sugere que, embora a capacidade antioxidante diminua com a idade independentemente da HSC, o aumento da atividade oxidativa é específico dos doentes com HSC combinada.

Por conseguinte, a utilização de marcadores de stress oxidativo tendo em conta a idade pode ser eficaz na prevenção do envelhecimento acelerado em doentes com HTN e HSC.

Capítulo 3. Métodos avançados de avaliação das trajectórias de envelhecimento em doentes com hipertensão arterial e hipotiroidismo subclínico

3.1. Idade biológica e fenotípica como métricas quantitativas para a avaliação do envelhecimento

Para determinar a AB e o ritmo de envelhecimento, os investigadores estudam amplamente indicadores antropométricos, marcadores laboratoriais (como a composição do sangue periférico e vários parâmetros metabólicos), parâmetros instrumentais (incluindo a espessura da íntima-média e dados ecocardiográficos), caraterísticas genéticas (níveis de metilação do ADN, TL) e vários modelos computacionais que utilizam a inteligência artificial. No entanto, a sua especificidade, sensibilidade e, sobretudo, acessibilidade variam na prática clínica.

Os métodos mais conhecidos e precisos de avaliação de BA são os relógios epigenéticos desenvolvidos por Hannum (2013) e Horvath (2013), que se baseiam em dados de metilação do ADN. No entanto, devido ao seu custo extremamente elevado, estes métodos não podem ser utilizados na prática clínica de rotina [28, 29].

No nosso estudo, para avaliar a taxa de envelhecimento, calculámos a AB de todos os doentes utilizando dois métodos bem estabelecidos que são aplicáveis na prática de rotina. Estes métodos incluíram o cálculo da AB com base em dados de exames objectivos (Voytenko V.P. et al., 1989) (referido como AB1) e o cálculo da idade fenotípica (Levine M.E. et al., 2018) (referido como AP) [30, 31]. A taxa de envelhecimento foi determinada calculando a diferença entre a BA (ou CA, consoante o método) real e a esperada (ΔBA).

Verificámos que a AF entre todos os indivíduos (sem divisão em subgrupos etários) foi significativamente mais elevada tanto no grupo principal como no grupo de comparação, em comparação com o grupo de controlo, independentemente do método de cálculo utilizado ($p < 0,05$ para todos os pares de comparação). No entanto, diferenças significativas entre o grupo principal e o grupo de comparação foram observadas apenas nos resultados da avaliação da AF; especificamente, pacientes no grupo principal exibiram uma AF mais alta (46,8 [40,2-53,3] anos versus 43,8 [37,5-51,8] anos, p = 0,001).

A análise da BA em doentes jovens revelou que o grupo principal tinha uma BA1 significativamente mais baixa (39,8 [35,9-46,1] anos) em comparação com o grupo de comparação (46,0 [40,2-49,8] anos; p = 0,049). Por um lado, estes dados sugerem um efeito positivo da HSC de expressão moderada na qualidade de vida dos doentes jovens, uma vez que a BA1 tem em conta as avaliações subjectivas dos doentes baseadas em questionários. Por outro lado, uma vez que o método de avaliação BA1 não inclui parâmetros sanguíneos - especialmente índices cardiometabólicos - não pode ter em conta a influência dos factores CVR tradicionais na taxa de envelhecimento e, por conseguinte, é insuficiente para uma avaliação abrangente do envelhecimento.

Embora BA1 tenha sido significativamente melhor no grupo principal do que no grupo de comparação, foi notório que tanto BA1 como PA foram significativamente mais elevados nos grupos principal e de comparação em comparação com o grupo de controlo (p < 0,05 para todos os pares de comparações). Assim, os doentes jovens dos grupos principal e de comparação já podem ser considerados uma categoria-alvo para a deteção precoce de taxas de envelhecimento acelerado e para a implementação de uma prevenção eficaz do envelhecimento prematuro. Também se pode concluir que os métodos selecionados avaliam o impacto da HTN e da HSC na taxa de envelhecimento a partir de diferentes perspectivas, especialmente entre os doentes jovens.

Nos doentes de meia-idade, de acordo com ambos os métodos, o BA mais baixo foi observado no grupo de controlo (p < 0,05), mas não foram encontradas diferenças significativas entre o grupo de controlo e o grupo de comparação.

Com base nos dados obtidos, foi efectuada uma avaliação das taxas de envelhecimento em doentes de diferentes grupos (sem divisão por CA), que demonstrou uma prevalência 1,6 vezes menor de envelhecimento acelerado de acordo com ΔBA1 (50,0% vs. 58,0%; $\chi^2 = 10,808$, $p = 0,004$) do que no grupo de comparação. Pode presumir-se que o efeito positivo da AASC com base nos resultados de BA1 pode dever-se ao seu impacto positivo na qualidade de vida - uma vez que se baseia em resultados de questionários - e requer mais investigação e verificação.

De acordo com o ΔPA, a proporção de doentes com envelhecimento acelerado no grupo principal foi 2,2 vezes superior à do grupo de comparação (40,0% vs. 18,0%; $\chi^2 = 25,195$, $p = 0,0001$). Este método de cálculo baseia-se na avaliação da morbilidade e mortalidade a 10 anos na população em geral, o que requer uma observação dinâmica a longo prazo, bem como dados de metilação. No nosso estudo, que não é longitudinal, podemos basear-nos nestes cálculos para estimar o risco de desenvolver envelhecimento prematuro ao longo do tempo. Assim, os nossos dados apoiam ainda mais a noção de que os doentes com HTN e HSC combinadas têm um risco significativamente mais elevado de desenvolver envelhecimento acelerado em comparação com outros grupos e necessitam de estratégias de prevenção adequadas para o envelhecimento prematuro.

Globalmente, os doentes com HTN combinada com HSC tinham uma PA significativamente mais elevada (p=0,003) em comparação com os doentes com HTN isolada. A proporção de indivíduos com envelhecimento acelerado foi maior no grupo HTN e SCH em todos os métodos de cálculo: 58% vs. 50% de acordo com ΔBA1, e 40% vs. 18% de acordo com ΔPA.

3.2. Desenvolvimento de uma nova abordagem para avaliar o envelhecimento prematuro: abordagem científica e aplicação prática

Propusemos um novo método para determinar a AB e a taxa de envelhecimento de uma pessoa, separadamente para homens e mulheres, que incorpora a CA (em anos), as medidas de altura (m), PC (kg), CC e HC (cm), o nível de TSH (µIU/mL) medido por um ensaio imunoenzimático, o teor de THP (µmol/L) medido por um método colorimétrico e, para as mulheres, se têm 40 anos de idade ou mais [32.] Como idade ontogenética normativa na fórmula de avaliação da AB, utilizámos a idade que corresponde aproximadamente ao final do período da adolescência, separadamente para homens e mulheres - 18 anos para homens e 16 anos para mulheres, respetivamente. O TSH e o THP foram selecionados devido à sua associação com doenças cardiometabólicas identificadas no nosso estudo, e os valores limite destes parâmetros foram determinados heuristicamente.

Tendo em conta as alterações bioquímicas observadas nos doentes estudados dos diferentes grupos, propusemos a avaliação da BA de acordo com as fórmulas abaixo indicadas:

Para homens:

1. Se TSH ≤ 5,75 e THP ≤ 111,86:

BA=0.94×(WC×BW×(CA−18))(HC×H2×(17.2+0.31×(CA−18)+0.0012 ×(CA−18)2)+18)(2.1)BA=0.94×(HC×H2×(17.2+0.31×(CA−18)+0.0012 ×(CA−18)2)+18)(WC×BW×(CA−18))

2. Se TSH > 5,75 e THP > 111,86:

BA=1.03×(WC×BW×(CA−18))(HC×H2×(17.2+0.31×(CA−18)+0.0012 ×(CA−18)2)+18)(2.2)BA=1.03×(HC×H2×(17.2+0.31×(CA−18)+0.0012 ×(CA−18)2)+18)(WC×BW×(CA−18))

3. Outros casos:

BA=1.009×(WC×BW×(CA−18))(HC×H2×(17.2+0.31×(CA−18)+0.001 2×(CA−18)2)+18)(2.3)BA=1.009×(HC×H2×(17.2+0.31×(CA−18)+0.00 12×(CA−18)2)+18)(WC×BW×(CA−18))

Para as mulheres:

1. Se TSH < 5,78:

BA=1.06×(WC×BW×(CA−16))(HC×H2×(14.7+0.26×(CA−16)+0.001×(CA−16)2)+16)(2.4)BA=1.06×(HC×H2×(14.7+0.26×(CA−16)+0.001×(C A−16)2)+16)(WC×BW×(CA−16))

2. Se CA ≥ 40 e TSH ≥ 5,78 e THP ≥ 125,5:

BA=0.99×(WC×BW×(CA−16))(HC×H2×(14.7+0.26×(CA−16)+0.001×(CA−16)2)+16)(2.5)BA=0.99×(HC×H2×(14.7+0.26×(CA−16)+0.001×(CA−16)2)+16)(WC×BW×(CA−16))

3. Outros casos:

BA=0.93×(WC×BW×(CA−16))(HC×H2×(14.7+0.26×(CA−16)+0.001×(CA−16)2)+16)(2.6)BA=0.93×(HC×H2×(14.7+0.26×(CA−16)+0.001×(CA−16)2)+16)(WC×BW×(CA−16))

Onde:

- TSH - hormona estimulante da tiroide (μIU/mL)
- THP - hidroperóxidos totais (μmol/L)
- CA - idade cronológica (anos)
- CC - perímetro da cintura (cm)
- BW - peso corporal (kg)
- HC - perímetro da anca (cm)
- H - altura (m)

De acordo com os dados obtidos, podemos avaliar ΔBA (a diferença entre BA e CA). Se ΔBA for superior a 0, indica um envelhecimento acelerado; se ΔBA for igual ou inferior a 0, sugere um envelhecimento normal ou mesmo retardado.

Para ilustrar as especificidades da determinação do BA e da avaliação das taxas de envelhecimento com base nos resultados obtidos, apresentamos os seguintes casos clínicos.

Caso clínico 1

O doente A é um homem de 31,5 anos de idade que refere episódios periódicos de elevação da tensão arterial até 155/85 mmHg, dores de cabeça ocasionais e fraqueza geral.

Diagnóstico: Hipertensão estágio I, grau 2. Risco 1. Sem evidência de insuficiência cardíaca (HF 0).

Parâmetros antropométricos: Altura: 1,78 m, PC: 85,0 kg, CC: 83,0 cm, HC: 110,0 cm. O doente tem excesso de peso.

Parâmetros bioquímicos do sangue:

- CT: 5,43 mmol/L
- TG: 0,95 mmol/L
- VLDL-C: 0,43 mmol/L
- Colesterol HDL: 1,21 mmol/L
- Colesterol LDL: 3,39 mmol/L
- Índice HOMA-IR: 5.49

Estado pró-inflamatório:

- PCR: 1,7 mg/mL
- TNF-α: 3,81 pg/mL

Indicadores de stress oxidativo:

- THP: 72,92 μmol/L
- TAA: 474,47 μmol de equivalentes de trolox

Marcador de envelhecimento: SIRT1: 5,31 ng/mL

Parâmetros da função tiroideia:

- TSH: 3,22 μIU/mL
- T4 livre: 14,16 pmol/L

Os dados obtidos sugerem que, apesar da presença de dislipidemia e RI, não há processos inflamatórios significativos no organismo do paciente. O equilíbrio pró-oxidante-antioxidante é mantido e o nível de SIRT1 é elevado, o que, coletivamente, indica que não há risco de envelhecimento acelerado neste indivíduo.

De acordo com o método proposto, tendo em conta o sexo do doente, o nível de TSH ≤ 5,75 μIU/mL e o nível de THP ≤ 111,86 μmol/L, a idade de nascimento calculada é de 28,8 anos.

Conclusão: O BA é inferior ao CA, indicando taxas de envelhecimento normais.

Recomendações: Para além de seguir os protocolos clínicos actuais, é aconselhável repetir o rastreio do ritmo de envelhecimento do doente dentro de um ano como medida preventiva, uma vez que o doente A apresenta atualmente um ritmo de envelhecimento fisiológico (normal).

Caso clínico 2

O doente B, do sexo masculino, com 50,2 anos de idade, apresenta queixas de elevações periódicas da tensão arterial até 175/95 mmHg, dores de cabeça ocasionais e fraqueza geral.

Diagnóstico: Hipertensão em fase II, Grau 2, Risco 2, IC I (NYHA I), Tiroidite autoimune (forma difusa), Hipotiroidismo subclínico, Grau 1. Obesidade.

Parâmetros antropométricos: Altura: 1,78 m, PC: 100,0 kg, CC: 118,0 cm, HC: 114,5 cm.

Parâmetros bioquímicos do sangue:

- CT: 6,37 mmol/L
- TG: 1,78 mmol/L
- VLDL-C: 0,82 mmol/L
- Colesterol HDL: 1,26 mmol/L
- Colesterol LDL: 4,39 mmol/L
- HOMA-IR: 7,84

Estado pró-inflamatório: PCR: 6,8 mg/mL, TNF-α: 1,51 pg/mL

Indicadores de stress oxidativo:

- THP: 184,95 μmol/L
- TAA: 470,95 μmol de equivalente trolox

Marcador de envelhecimento: SIRT1: 3,32 ng/mL

Parâmetros da função tiroideia: TSH: 5,78 μIU/mL, T4 livre: 16,46 pmol/L

Os dados obtidos indicam uma dislipidemia pronunciada, IR e disfunção da tiroide, acompanhadas por um estado pró-inflamatório, um equilíbrio pró-oxidante-antioxidante perturbado e níveis baixos de SIRT1. Estes factores desempenham um papel fundamental na aceleração do processo de envelhecimento.

De acordo com o método proposto, considerando o sexo do paciente, TSH > 5,75 μIU/mL e THP > 111,86 μmol/L, calcula-se que a idade de nascimento é de 56,5 anos.

Conclusão: O BA é mais elevado do que o CA, indicando um envelhecimento acelerado.

Recomendações: É necessária a prevenção atempada e a correção farmacológica da CVR existente, juntamente com avaliações repetidas da BA e monitorização da taxa de envelhecimento pelo menos duas vezes por ano. O doente B já apresenta sinais de envelhecimento prematuro, o que pode eventualmente complicar o curso das doenças crónicas existentes. O abrandamento da taxa de envelhecimento num doente com HTN e HSC tem não só benefícios médicos mas também socioeconómicos, reduzindo potencialmente os custos dos cuidados de saúde para esta categoria de doentes.

Caso clínico 3

Uma doente C de 37,7 anos de idade apresenta queixas de elevações periódicas da PA até 160/90 mmHg, dores de cabeça ocasionais e fraqueza geral.

Diagnóstico: Hipertensão estágio II, grau 1, risco 1, sem insuficiência cardíaca. Tiroidite autoimune (forma difusa). Hipotiroidismo subclínico.

Parâmetros antropométricos: Altura: 1,65 m, PC: 58,0 kg, CC: 78,5 cm, HC: 93,0 cm.

Parâmetros bioquímicos do sangue:

- CT: 5,88 mmol/L
- TG: 1,60 mmol/L
- VLDL-C: 0,65 mmol/L
- Colesterol HDL: 1,16 mmol/L
- Colesterol LDL: 2,91 mmol/L
- HOMA-IR: 3,56

Estado pró-inflamatório: PCR: 2,8 mg/mL, TNF-α: 2,1 pg/mL

Indicadores de stress oxidativo:

- THP: 154,95 µmol/L
- TAA: 570,95 µmol de equivalente trolox

Marcador de envelhecimento: SIRT1: 5,76 ng/mL

Parâmetros da função tiroideia: TSH: 6,01 µIU/mL, T4 livre: 17,32 pmol/L

Os dados obtidos sugerem dislipidemia, IR e disfunção da tiroide. No entanto, estas alterações são acompanhadas apenas por um ligeiro aumento dos processos oxidativos, e existe um nível favorável de SIRT1 na perspetiva dos processos de envelhecimento. A SIRT1 desempenha um papel fundamental na manutenção da longevidade saudável.

De acordo com o método proposto, considerando-se o sexo do paciente, idade ≤ 40 anos e TSH > 5,78 µIU/mL, a BA é de 32,3 anos.

Conclusão: O BA é mais baixo do que o CA, e a taxa de envelhecimento está dentro dos limites normais. Os níveis elevados de TSH têm um efeito protetor sobre o processo de envelhecimento, tal como manifestado pelos níveis elevados de SIRT1.

Recomendações: Para além da correção das alterações identificadas de acordo com os protocolos clínicos em vigor, recomenda-se a realização de um rastreio preventivo dos índices de envelhecimento no prazo de um ano. Apesar do prognóstico favorável em relação aos índices de envelhecimento, a glândula tiroide requer uma monitorização regular para prevenir a manifestação de hipotiroidismo e para detetar e corrigir prontamente os factores de RCV existentes.

Assim, a redução da idade normativa em que a formação do organismo é considerada completa e a adição de marcadores - especificamente o TSH e o THP - associados a diversas alterações cardiometabólicas e diretamente envolvidos nos mecanismos de envelhecimento aumentam a informatividade e a objetividade da avaliação do índice de envelhecimento nos pacientes estudados. Isto melhora o alinhamento do BA com o estado metabólico atual e o risco de morbilidade e mortalidade, justificando a utilização do nosso método para o rastreio de indivíduos com HTN (especialmente aqueles com SCH) em programas de prevenção primária e secundária de doenças crónicas. Além disso, fornece uma base para a identificação de novos marcadores de envelhecimento na investigação científica.

3.3. Algoritmo de estratificação do risco de envelhecimento prematuro em doentes com hipertensão arterial e hipotiroidismo subclínico

Para o rastreio geral de doentes com HTN em combinação com a HSC para identificar aqueles que apresentam envelhecimento prematuro e facilitar as intervenções terapêuticas e preventivas subsequentes, propusemos um algoritmo apresentado na *Figura 3.3.1*.

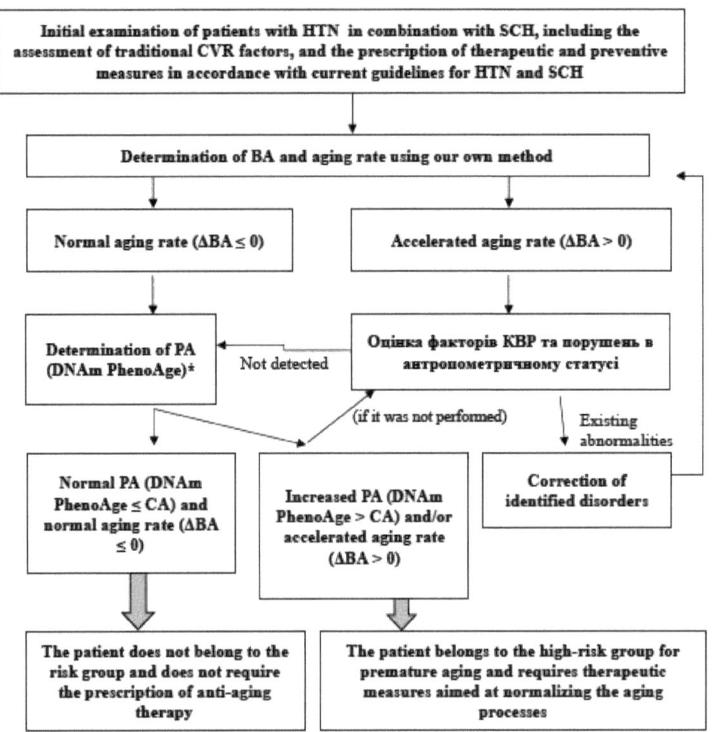

Fig. 3.3.1. Algoritmo de investigação para o rastreio do envelhecimento prematuro em doentes com hipertensão arterial (HTN) combinada com hipotiroidismo subclínico (SCH).

Notas: CA - idade cronológica, BA - idade biológica, PA - idade fenotípica, * - determinada através de calculadoras online baseadas na CA e em 9 parâmetros clínico-bioquímicos, que incluem a largura de distribuição dos glóbulos vermelhos (RDW), o volume corpuscular médio (MCV), a percentagem de linfócitos, a contagem absoluta de leucócitos, a glicose, a albumina, a creatinina, a fosfatase alcalina e a proteína C-reactiva. Estes parâmetros correspondem à avaliação da PA.

O nosso estudo demonstrou que as perturbações no estado antropométrico e a deterioração dos parâmetros cardiometabólicos estão associadas ao envelhecimento prematuro [33]. Estas podem ser tanto a causa como a consequência das alterações associadas à idade em doentes com HTN combinada com HSC. Portanto, se o envelhecimento prematuro for detectado num paciente, é necessário garantir que todos os factores tradicionais de RCV e as alterações antropométricas consideradas desfavoráveis (em termos de risco de desenvolvimento de complicações cardiovasculares) foram identificados durante o exame inicial. As alterações detectadas devem ser corrigidas e só depois se deve repetir a avaliação do índice de envelhecimento. Ao eliminarmos tais alterações, podemos assumir que corrigimos os processos cardiometabólicos diretamente associados à evolução da HTA e da HSC nos doentes, independentemente de estes processos serem a causa ou o resultado do envelhecimento acelerado.

O passo seguinte é determinar a AF atual, que reflecte uma medida de idade que se tem revelado eficaz na população em geral, independente de factores ambientais e internos. Além disso, a AF está relacionada com a mortalidade (ou seja, está diretamente associada à esperança de vida e não à taxa de envelhecimento atual), permitindo uma perspetiva adicional na avaliação do processo de envelhecimento em doentes com HTN combinada com HSC. A AF está também associada a processos epigenéticos de envelhecimento, nomeadamente a metilação de locais de genes associados à idade. O seu cálculo não requer equipamento moderno especial nem reagentes dispendiosos, uma vez que se baseia em indicadores laboratoriais de rotina que são tipicamente medidos em doentes com HTN e HSC de acordo com protocolos clínicos.

Se for detectada uma PA elevada nos doentes, é necessária uma avaliação dos factores CVR e do estado antropométrico, caso não tenha sido realizada anteriormente (durante a avaliação da taxa de envelhecimento com o nosso método). Uma PA aumentada pode também ser o resultado da progressão da HTN e da HSC e do desenvolvimento de doenças cardiometabólicas associadas. Por conseguinte, a deteção precoce e a correção dos factores CVR são essenciais não só quando se identifica o envelhecimento acelerado utilizando o nosso próprio método, mas também quando se detecta uma PA elevada.

Depois de avaliar o índice de envelhecimento e a PA do doente, é possível determinar a categoria de risco a que o doente pertence. Os doentes cujos valores se encontram dentro do intervalo normal pertencem ao grupo de baixo risco e, por isso, não necessitam de medidas terapêuticas ou preventivas especiais para reduzir o seu índice de envelhecimento. Não podemos excluir a possibilidade de que a prescrição de geroprotectores possa ser eficaz para retardar ainda mais a taxa de envelhecimento em doentes com HTN combinada com HSC. Os doentes com PA ou índice de envelhecimento elevados necessitam de medidas terapêuticas e preventivas anti-envelhecimento com o objetivo de retardar estes processos, bem como de uma monitorização repetida para controlar os resultados das intervenções implementadas.

Capítulo 4. Estratégias terapêuticas para doentes com hipertensão arterial combinada com hipotiroidismo subclínico

4.1. Estratégias de redução precoce do risco cardiovascular: o papel da gestão da hipertensão e do hipotiroidismo subclínico

A terapêutica para os doentes com HTN inclui modificações do estilo de vida, nomeadamente uma alimentação adequada, atividade física moderada regular e redução de peso, se necessário, bem como apoio farmacológico com o objetivo de normalizar a PA, reduzir os sintomas da doença e prevenir as complicações mais comuns da HTN, dependendo do RCV e dos parâmetros laboratoriais

A intervenção precoce na HSC pode atenuar os riscos de RCV através da normalização dos níveis de TSH e da melhoria dos parâmetros metabólicos. A terapêutica de substituição da hormona tiroideia demonstrou ser capaz de

- Melhorar os perfis lipídicos: O tratamento com levotiroxina pode reduzir os níveis de colesterol total e de colesterol LDL, diminuindo o risco de formação de placas.
- Melhorar a função endotelial: O restabelecimento do estado eutiroideu melhora a vasodilatação dependente do endotélio, reduzindo a rigidez arterial.
- Reduzir a pressão arterial: A terapia com hormonas da tiroide pode diminuir a resistência vascular sistémica, ajudando a controlar a pressão arterial.
- Melhorar a IR: O tratamento pode melhorar o metabolismo da glucose, reduzindo o risco de desenvolver diabetes mellitus tipo 2.

Diretrizes recentes da American Thyroid Association (ATA) recomendam que se considere o tratamento para a HSC em doentes com níveis de TSH superiores a 10 mUI/L, bem como naqueles com níveis de TSH entre 4,5 e 10 mUI/L que tenham menos de 70 anos e apresentem sintomas ou factores de risco cardiovascular.

A Associação Europeia da Tiroide (ETA) também sugere que o tratamento da HSC pode ser benéfico para a redução dos riscos cardiovasculares, em especial nos doentes mais jovens e naqueles com doenças associadas, como a hipertensão e a dislipidemia.

Por outro lado, Vasiliu D. et al. estabeleceram que o controlo dos níveis de PA em doentes com HTN que recebem doses elevadas de terapêutica de substituição da hormona tiroideia (THRT) é mais difícil. Estes doentes tendem a necessitar de um maior número de medicamentos anti-hipertensores e utilizam mais frequentemente diuréticos e bloqueadores dos canais de cálcio [34]. No entanto, faltam dados sobre a eficácia de fármacos anti-hipertensores específicos em doentes com HSC.

As abordagens para a correção da função tiroideia em doentes com HSC, especialmente no contexto da HTN, estão ainda sob investigação ativa. As recomendações actuais para o tratamento da tiroidite autoimune incluem a possível utilização de selénio. No entanto, a eficácia da iodoterapia e da suplementação com selénio em doentes com HSC requer mais investigação. A maioria dos dados disponíveis diz respeito à terapêutica de substituição com baixas doses de hormonas da tiroide, quer com levotiroxina quer com triiodotironina. No entanto, os resultados dos estudos sobre os benefícios da THRT, bem como a sua potencial influência negativa sobre os factores de RCV existentes e o aparecimento de novos factores, continuam a ser controversos. As hormonas tiroideias têm muitos efeitos favoráveis no sistema cardiovascular, como o aumento da contratilidade cardíaca, a indução da vasodilatação e a promoção da angiogénese. Estes efeitos hormonais podem revelar-se benéficos no tratamento da DCV, especialmente da insuficiência cardíaca (IC) - uma complicação comum em doentes com HTN. Weltman et al. referiram que a terapêutica de substituição com baixas doses de triiodotironina pode ser uma terapia adjuvante segura e eficaz para reduzir e/ou inverter a remodelação e a disfunção cardíacas resultantes da diabetes mellitus experimental. Numerosos mecanismos ligados à função tiroideia podem melhorar a função endotelial devido aos efeitos vasodilatadores e à redução da resistência vascular nas artérias coronárias e periféricas. No entanto, as hormonas tiroideias também podem contribuir para arritmias, e tanto o mecanismo como o risco de arritmias desencadeadas pela THRT permanecem indefinidos. Estudos em animais sobre o impacto das hormonas tiroideias no desenvolvimento de fibrilhação auricular (FA) sugerem que doses fisiológicas de triiodotironina em condições de baixos níveis de hormonas tiroideias não induzem arritmias - recentemente confirmadas pelo estudo TRUST. Relativamente aos níveis de PCR, a terapêutica com levotiroxina normalizou a PCR em doentes com HSC apenas nos resultados relatados por Ozcan et al. Noutro estudo prospetivo aberto, realizado por Anagnostis P. et al., o tratamento com levotiroxina não conduziu a uma diminuição dos níveis de PCR. Nagasaki et al. investigaram o efeito da terapêutica com levotiroxina na velocidade da onda de pulso (VOP) em doentes com SCH e encontraram uma redução significativa da VOP após a normalização da TSH, mas apenas em doentes que tinham uma VOP basal elevada [17]. Özben B. et al. demonstraram que a terapêutica com levotiroxina reduz a espessura da íntima-média da carótida (CIMT) em doentes com SCH, diminuindo potencialmente o risco de DCV associado à SCH [35]. Curiosamente, um estudo cruzado, em dupla ocultação, em doentes de meia-idade sem disfunção tiroideia, concluiu que um ano de tratamento com levotiroxina, em comparação com placebo, resultou numa diminuição da CIMT, do colesterol total e do colesterol LDL, bem como numa redução da dilatação mediada pelo fluxo da artéria braquial (um marcador da função endotelial) [36]. Uma revisão da Cochrane sobre a terapêutica de substituição com tiroxina para a HSC concluiu que não há fortes indícios de um impacto significativo no perfil lipídico dos doentes com HSC, embora se tenha registado uma tendência para uma influência favorável [37].

O limiar atualmente recomendado para iniciar a terapia de substituição da hormona tiroideia baseia-se em dados observacionais e ensaios clínicos com períodos de observação curtos. Os seus resultados indicam um limiar de tratamento de TSH ≥10 mIU/L. Este limiar é também utilizado nas diretrizes da American Thyroid Association (ATA) e da American Association of Clinical Endocrinologists (AACE). As decisões sobre o tratamento de pacientes com TSH <10 mIU/L devem ser tomadas individualmente, de acordo com o perfil de risco de cada paciente. Pacientes com DCV ou com risco aumentado de desenvolver hipotireoidismo evidente podem se beneficiar da terapia de reposição, embora essas indicações permaneçam controversas [38-43]. Alguns estudos examinaram a utilização de liotironina (triiodotironina sintética), isoladamente ou em combinação com levotiroxina, para um melhor controlo da função tiroideia. No entanto, as provas actuais são demasiado limitadas e abrangem um período de tempo demasiado curto para recomendar esta forma de terapia [44-46]. Em indivíduos idosos, a utilização de hormonas da tiroide pode causar efeitos adversos graves, como arritmias ou exacerbações da doença. Esses efeitos colaterais potenciais também devem ser considerados ao avaliar os benefícios e riscos da terapia de reposição [36].

Assim, os dados atualmente disponíveis sobre os resultados do tratamento da HTN no contexto da HSC são limitados. A adequação e a necessidade da terapêutica de substituição da hormona tiroideia e o seu impacto no curso da DCV e das doenças associadas permanecem incertos. Todos estes factores criam uma premissa para procurar novos alvos terapêuticos e assegurar uma abordagem individualizada para a prevenção da DCV em doentes com HTN concomitante com a HSC.

4.2. Intervenções farmacológicas e seus efeitos nas taxas de envelhecimento: perspectivas actuais e observações da investigação original

A prevenção da DE e a redução da taxa de VA tornaram-se temas comuns de investigação nos últimos anos. No entanto, a maioria dos resultados disponíveis diz respeito principalmente aos mecanismos patogénicos subjacentes a estas perturbações e aos factores que podem influenciar este processo [47-50]. Em termos de métodos para corrigir a

DE, os resultados actuais estão principalmente relacionados com os efeitos adicionais que os medicamentos - prescritos para a doença subjacente, como a HTN - podem ter no desenvolvimento da DE. Quase não existem dados sobre o tratamento da DE em doentes com DCV no contexto da HSC [51].

Verificou-se que o peptídeo-1 semelhante ao glucagon protege as células endoteliais da SO, prevenindo a DE e a autofagia [52]; a S-amlodipina e o uso de estatinas suprimem a inflamação e protegem contra a DE [51, 53]; os inibidores da bomba de protões reduzem as manifestações de DE e diminuem a PA, além de exercerem efeitos anti-inflamatórios e antioxidantes [54]. Além disso, de acordo com Buda V. et al., o tratamento prolongado com perindopril, em comparação com outros medicamentos anti-hipertensivos (beta-bloqueadores, bloqueadores dos canais de cálcio e/ou diuréticos), foi associado a uma diminuição dos níveis de endoglina solúvel no plasma sanguíneo [55]. Os inibidores selectivos da fosfodiesterase foram encontrados para melhorar a função endotelial em várias DCV, como relatado por Blanco-Rivero J. e Xavier F. E. [56].

No que diz respeito à correção da SO, tem sido dada especial atenção ao resveratrol e aos antioxidantes não enzimáticos, que incluem as vitaminas A, E e D (embora não em doentes com HSC), bem como o glutatião [57-61]. Os dados mais recentes sobre o impacto dos antioxidantes foram obtidos em modelos animais [62, 63]. Os activadores SIRT1, como o resveratrol e o SRT1720, reduzem a gravidade da OS na diabetes mellitus, protegem as células endoteliais dos danos induzidos pelo TNF-α e diminuem o grau de DE nos vasos sanguíneos [64]. A adição de resveratrol por 6 meses à terapia de pacientes com DM tipo 2 e o polimorfismo rs12778366 foi associada a um baixo nível de expressão de SIRT1, mas não foram observadas diferenças nos parâmetros metabólicos ou inflamatórios [65]. De acordo com İzmirli M. et al., o resveratrol e o exercício físico exerceram um efeito cardioprotector positivo [66]. Os níveis de SIRT1 também aumentaram após a ingestão de antioxidantes naturais e compostos anti-inflamatórios, como resveratrol, trans-δ-viniferina, vitamina D, e após o tratamento com anti-hiperglicémicos padrão (metformina, exenatida, liraglutida), anti-hipertensivos (sartans), hipolipemiantes (fibratos, estatinas) e anticoagulantes (fidarestat) [67]. Os dados obtidos por Thanekar U. et al. indicam efeitos protetores renais da canagliflozina, que podem ser mediados pela regulação da expressão renal de SIRT1 e são caracterizados por uma redução nos marcadores de lesão renal [68]. Os parâmetros de stress oxidativo foram significativamente elevados em doentes com doença arterial coronária e diminuíram com a terapêutica com estatinas (atorvastatina e rosuvastatina), demonstrando o efeito antioxidante das estatinas na aterosclerose. Estes resultados também indicaram que o tratamento com estatinas pode ter um impacto protetor na DCV através da inibição da expressão de SIRT1 [69]. Dados contraditórios foram relatados por Yamaç A. H. et al. em pacientes com o polimorfismo rs7069102, em que o tratamento com estatinas levou a um aumento da expressão de SIRT1 em portadores de todas as variantes genotípicas com uma história de enfarte do miocárdio, em comparação com o grupo de controlo ($p < 0,05$) [70].

A fim de reduzir a inflamação de baixo grau em doentes com HTN, estão a ser considerados possíveis métodos para baixar os níveis de PCR, mas os dados disponíveis são limitados [71-74]. O tratamento com fármacos anti-hipertensores, como o perindopril 5 mg e o bisoprolol 5 mg, foi associado à diminuição dos níveis de PCR de alta sensibilidade no estudo de Madej A. et al. [75]. Uma meta-análise efectuada por Jafarnejad S. et al. mostrou que a adição de vitamina C à terapêutica reduz os níveis séricos de PCR, especialmente em doentes mais jovens com PCR de base mais elevada [76]. Alguns ensaios relataram que a terapêutica hipolipemiante com estatinas ou ezetimiba está associada a uma diminuição dos níveis de PCR de alta sensibilidade. Um dos estudos mais recentes envolveu a utilização de canakinumab como terapêutica anti-inflamatória [77, 78]. No entanto, não existem atualmente estudos que demonstrem os efeitos da terapêutica anti-inflamatória em doentes com DCV no contexto da HSC.

Dado o impacto da idade na progressão do envelhecimento vascular prematuro na HTA e na HSC, juntamente com os mecanismos fisiopatológicos partilhados subjacentes a estas condições, as intervenções para os doentes com esta comorbilidade devem centrar-se no atraso da progressão da doença e na prevenção de complicações. Esta abordagem deve dar prioridade ao controlo dos mecanismos partilhados, tendo em conta o estado de saúde do doente para otimizar as estratégias de gestão e os resultados.

Todos os doentes do nosso estudo tiveram o seu BA determinado de acordo com o nosso próprio método de avaliação (doravante referido como BA2). De entre todos os indivíduos examinados, 60 doentes com HTN que exibiram envelhecimento acelerado com base em ΔPA e/ou ΔBA2 foram selecionados para uma avaliação mais aprofundada das alterações nas taxas de envelhecimento após a terapêutica.

Os doentes selecionados foram aconselhados a fazer modificações no seu estilo de vida. Foi-lhes também prescrita terapêutica anti-hipertensiva de acordo com as diretrizes actuais para a gestão de doentes com HTN (doravante designada por terapêutica padrão) e foi agendada uma visita de seguimento 9-12 meses após o exame inicial. Os parâmetros reavaliados nestes doentes selecionados incluíam índices clínicos e bioquímicos, marcadores de inflamação e de stress oxidativo (SO), bem como indicadores da taxa de envelhecimento (i.e., idade delta) de acordo com o algoritmo proposto para avaliar o risco de envelhecimento prematuro (*Fig. 3.3.1*).

Para comparar a eficácia das medidas terapêuticas e preventivas, os doentes foram divididos em três grupos com base na terapia recebida:

- O grupo 1 (n = 20) aderiu à estratégia de tratamento acima referida e, apesar da presença de dislipidemia ou IR, estes doentes recusaram a correção farmacológica dos perfis de hidratos de carbono e de lípidos.

- O grupo 2 (n = 20), para além da terapêutica padrão, recebeu rosuvastatina na dose de 5-10 mg uma vez por dia, com ajustamentos posteriores da dose para controlar os parâmetros do perfil lipídico.
- O Grupo 3 (n = 20), para além da terapêutica padrão, recebeu metformina a 500-1000 mg duas vezes por dia, juntamente com a terapêutica padrão para reduzir a IR.

Um curso combinado de HTN e HSC esteve presente em 55% (n = 11) dos doentes no Grupo 1, 75% (n = 15) no Grupo 2 e 60% (n = 12) no Grupo 3. Não houve diferença estatisticamente significativa na frequência de HTN e HSC combinadas entre os grupos com base na terapêutica recebida.

A análise das alterações nos parâmetros antropométricos e cardiometabólicos dos pacientes examinados revelou melhorias significativas nos perfis antropométrico, glicémico e lipídico nos três grupos (*Tabela 4.1.1*). Em todos os grupos, houve uma redução significativa do peso, da CC, da RCQ e do IMC ($p < 0,05$ para todos os pares de comparações). Estes factores são indicadores de RCV e marcadores de risco de obesidade geral e abdominal em doentes com HTN.

Tabela 4.1.1. Parâmetros Antropométricos e Cardiometabólicos dos Pacientes Estudados Após Intervenções Terapêuticas e Preventivas

Parâmetros	Grupo 1 (Antes do tratamento), n=20	Grupo 2 (Antes do tratamento), n=20	Grupo 3 (Antes do tratamento), n=20	Grupo 1 (terapia padrão), n=20	Grupo 2 (terapia padrão+ Rosuvastatina), n=20	Grupo 3 (Terapia padrão+ Metformina), n=20
Parâmetros antropométricos						
Peso corporal (kg)	76,9 [68,3; 88,8]	88 [79,6; 91,9]	86,2 [77,5; 90,7]	73,3 [66,4; 86,9]*	80,9 [73; 87,3]*	78,3 [73,7; 81,9]*
Circunferência da cintura (cm)	93,5 [78,3; 96,8]	97,5 [91,3; 105,1]	97,5 [92,6; 104,3]	85,3 [76,3; 94,2]*	85,7 [80; 89,5]*	91,3 [83,4; 94]*
Circunferência da anca (cm)	101,3 [96,5; 104,8]	106,3 [102; 115,3]	106 [103; 108,4]	101,2 [95,9; 106,2]	98,1 [95,6; 102,1]*	100,3 [97,6; 103,7]*
Relação cintura/quadril	0,90 [0,85; 0,95]	0,9 [0,88; 0,94]	0,91 [0,88; 0,95]	0,85 [0,80; 0,88]*	0,89 [0,82; 0,92]*	0,89 [0,85; 0,92]*
Índice de massa corporal (kg/m²)	27,1 [25,9; 27,7]	30,4 [28,1; 31,7]	30,3 [29,3; 31,8]	26,0 [24,8; 26,6]*	28,9 [26,2; 30]*	27,8 [26,9; 29]*
Parâmetros Metabólicos						

Aspartato Aminotransferase (U/L)	26 [22; 33]	30 [22; 43]	31 [25; 35]	25 [22; 31]*	27 [21; 39]*	25 [23; 30]*
Alanina Aminotransferase (U/L)	32 [26; 49]	45 [31; 52]	38 [32; 46]	32 [26; 49]*	40 [28; 46]*	35 [30; 43]*
Fosfatase alcalina (U/L)	1378 [1210; 1690]	1720 [1367; 1974]	1466 [1338; 1612]	1380 [1210; 1690]	1700 [1345; 1903]*	1424 [1295; 1562]*
Insulina (µIU/mL)	18,32 [12,44; 23,23]	29,67 [18,82; 36,63]	24,45 [22,35; 31,12]	18,17 [12,25; 22,69]*	27,74 [17,8; 34,34]*	19,44 [17,22; 23,26]*
Glicose (mmol/L)	5,39 [4,79; 5,75]	5,51 [4,96; 6,04]	5,82 [5,6; 5,92]	5,38 [4,78; 5,75]	5,1 [4,74; 5,49]*	4,91 [4,65; 5,14]*
HOMA IR	4,41 [3; 5,9]	7,66 [4,5; 9,08]	6,04 [5,61; 7,77]	4,22 [2,95; 5,75]*	6,72 [4,00; 7,56]*	4,36 [3,31; 5,08]*
Colesterol total (mmol/L)	5,28 [4,80; 5,72]	6,98 [6,42; 7,38]	5,53 [4,86; 5,9]	5,28 [4,78; 5,72]*	4,97 [4,78; 5,18]*	5,23 [5,02; 5,45]*
Triglicéridos (mmol/L)	1,33 [1,05; 1,57]	1,8 [1,5; 2,42]	1,5 [1,16; 1,73]	1,29 [1,03; 1,55]	1,66 [1,54; 2,09]	1,41 [1,11; 1,60]*

VLDL-C (mmol/L)	0,67 [0,48; 0,85]	0,82 [0,68; 1,1]	0,79 [0,64; 0,93]	0,66 [0,46; 0,83]*	0,72 [0,57; 1,01]*	0,76 [0,55; 0,88]*
Colesterol HDL (mmol/L)	1,15 [0,96; 1,25]	1,12 [0,93; 1,33]	1,14 [0,99; 1,34]	1,17 [0,99; 1,4]*	1,26 [1,07; 1,59]*	1,14 [0,99; 1,34]
LDL-C (mmol/L)	3,37 [2,88; 3,95]	4,7 [4,43; 5,16]	3,67 [3,1; 4,25]	3,30 [2,79; 3,57]*	2,94 [2,78; 3,08]*	3,34 [2,78; 3,9]*

Nota: * diferenças estatisticamente significativas em relação aos resultados do início do estudo ($p < 0,05$), VLDL-C - colesterol de lipoproteínas de muito baixa densidade, HDL-C - colesterol de lipoproteínas de alta densidade, LDL-C - colesterol de lipoproteínas de baixa densidade

Ao avaliar os testes de função hepática, verificou-se que os níveis de alanina transaminase (ALT) e de aspartato transaminase (AST) diminuíram nos três grupos ($p < 0,05$ para todas as comparações entre pares). No entanto, os níveis de fosfatase alcalina (ALP) alteraram-se significativamente apenas nos grupos 2 e 3. Considerando o papel da ALP no processo de envelhecimento de acordo com os calculadores de BA existentes, podemos inferir que a adesão à terapia com metformina ou estatina para corrigir os distúrbios metabólicos existentes em pacientes com HTN, com e sem SCH, não só melhora a função hepática, mas também pode exercer uma influência positiva no retardamento do processo de envelhecimento.

A gravidade da RI diminuiu significativamente nos três grupos, principalmente devido a reduções nos níveis de insulina ($p < 0,05$ para todas as comparações entre pares). No entanto, as alterações individuais nos níveis de HOMA-IR entre as duas visitas mostraram a maior melhoria entre os doentes do Grupo 3 (a receber metformina) em comparação com os doentes do Grupo 1 ($p = 0,0001$) e do Grupo 2 ($p = 0,0001$).

Foram observados níveis significativamente mais baixos de CT, VLDL-C e LDL-C após as intervenções terapêuticas e preventivas nos três grupos ($p < 0,05$ para todas as comparações entre pares). No entanto, apenas o Grupo 3 apresentou uma redução significativa nos TG ($p = 0,0001$), enquanto não foi detectado um aumento significativo no HDL-C exclusivamente neste grupo. Ao comparar as alterações individuais entre as visitas nos parâmetros do perfil lipídico, os pacientes do Grupo 2 (com terapia com estatina) demonstraram uma redução mais pronunciada nos níveis de CT, VLDL-C e LDL-C em comparação com os pacientes do Grupo 1 ($p = 0,0001$ para todas as comparações) e do Grupo 3 ($p = 0,0001$; $p = 0,013$; $p = 0,0001$, respetivamente).

A avaliação dos marcadores de envelhecimento revelou que os níveis de PCR e TNF-α foram significativamente menores ($p < 0,05$ para todas as comparações entre pares) após a implementação de medidas terapêuticas e preventivas, em comparação com a linha de base (*Tabela 4.1.2)*.

Na segunda visita, os níveis de TAA eram significativamente mais elevados nos três grupos em comparação com os valores pré-tratamento (p = 0,0001 para o Grupo 1, p = 0,021 para o Grupo 2, p = 0,001 para o Grupo 3). No entanto, uma diminuição significativa nos níveis de THP foi encontrada apenas no Grupo 2 (p = 0,001) e no Grupo 3 (p = 0,0001), enquanto a terapia padrão sem a adição de metformina ou rosuvastatina não produziu tal efeito (p < 0,05). Ao comparar a magnitude das alterações individuais entre as visitas, foram encontradas diferenças significativas nas alterações do THP apenas entre o Grupo 2 e o Grupo 3 (p = 0,001). Assim, a modificação do estilo de vida e a terapia anti-hipertensiva melhoram os sistemas de defesa antioxidante em pacientes com HTN, enquanto a adição de metformina ou rosuvastatina proporciona uma redução adicional nos processos oxidativos. Por conseguinte, a prescrição de metformina e rosuvastatina juntamente com a terapia padrão em doentes com HTN apoia a restauração do equilíbrio redox, cuja perturbação é um mecanismo primário no desenvolvimento do envelhecimento acelerado.

O índice de envelhecimento avaliado pelo ΔBA2 diminuiu após as medidas terapêuticas e preventivas nos doentes dos três grupos (p = 0,030 para o Grupo 1, p = 0,0001 para o Grupo 2, p = 0,001 para o Grupo 3). No entanto, apenas no Grupo 2 (p = 0,0001) e no Grupo 3 (p = 0,0001) foi observada uma redução significativa do índice de envelhecimento com base nos resultados de ΔPA. Ao comparar as mudanças nas taxas de envelhecimento com base em ΔBA2, não foram identificadas diferenças entre as visitas. No entanto, a avaliação das alterações em ΔPA revelou um abrandamento mais pronunciado do envelhecimento no Grupo 3 em comparação com o Grupo 2 (p = 0,002)

Tabela 4.1.2. Marcadores de Processos de Envelhecimento em Pacientes Estudados Após Intervenções Terapêuticas e Preventivas

Parâmetros	Grupo 1 (Antes do tratamento), n=20	Grupo 2 (Antes do tratamento), n=20	Grupo 3 (Antes do tratamento), n=20	Grupo 1 (terapia padrão), n=20	Grupo 2 (terapia padrão+ Rosuvastatina), n=20	Grupo 3 (Terapia padrão+ Metformina), n=20
Marcadores pró-inflamatórios						
Proteína C-Reactiva (mg/L)	2.7 [2; 3.9]	4.2 [2.6; 6.7]	3.9 [2.3; 5.2]	2.7 [1.9; 3.2]*	3.6 [2.4; 6.3]*	3.3 [2.1; 4.8]*
Fator de necrose tumoral alfa (pg/mL)	3.66 [2.06; 4.77]	3.35 [2.66; 5.06]	3.39 [2.48; 4.19]	3.61 [2.04; 4.6]*	3.24 [2.56; 4.79]*	3.39 [2.44; 4.07]*
Marcadores de stress oxidativo						
Hidroperóxidos totais (THP, µmol/L)	-2.4 [-3.5; 0.4]	145.24 [99.41; 171.07]	150.21 [99.34; 163.4]	103.56 [90.58; 136.49]	143.95 [99.09; 160.64]*	139.81 [94.34; 148.58]*

Parâmetros	Grupo 1 (Antes do tratamento), n=20	Grupo 2 (Antes do tratamento), n=20	Grupo 3 (Antes do tratamento), n=20	Grupo 1 (terapia padrão), n=20	Grupo 2 (terapia padrão+ Rosuvastatina), n=20	Grupo 3 (Terapia padrão+ Metformina), n=20
Atividade antioxidante total (TAA, µmol/L)	-2.4 [-3.5; 0.4]	528.64 [458.98; 576.05]	498.63 [445.03; 542.43]	552.06 [485.81; 655.22]*	553.84 [468.05; 601.74]*	520.7 [455.33; 561]*
THP/TAA	-2.4 [-3.5; 0.4]	0.24 [0.16; 0.38]	0.3 [0.21; 0.38]	0.19 [0.14; 0.25]	0.24 [0.16; 0.33]*	0.27 [0.19; 0.31]*
Indicadores de envelhecimento Taxa						
Δ Idade fenotípica (anos)	-2.4 [-3.5; 0.4]	0.1 [-2.5; 2.6]	2.6 [-3.4; 4.3]	-3.9 [-6.1; -0.7]	-4.8 [-6.6; -0.8]*	-4.5 [-9.9; -0.6]*
Δ Idade biológica 2 (anos)	1.6 [0.1; 4.4]	1.1 [0.2; 3.3]	3.7 [2.1; 8]	-1.1 [-2.9; 2.9]*	-0.2 [-3.9; 1.2]*	-0.2 [-1.4; 5.5]*

Nota: * diferenças estatisticamente significativas em relação aos resultados no início do estudo ($p < 0,05$)

A avaliação da frequência de envelhecimento acelerado entre os pacientes selecionados mostrou que, no início do estudo, um terço dos indivíduos (n = 20) apresentava envelhecimento acelerado segundo os dois métodos de avaliação, enquanto todos os demais pacientes apresentavam sinais de envelhecimento acelerado por apenas um dos métodos. Após a implementação de medidas terapêuticas e preventivas, apenas 4 doentes (6,7%) apresentaram envelhecimento prematuro de acordo com ambos os métodos de cálculo do BA, enquanto que em 29 doentes (48,3%) a taxa de envelhecimento foi normal ou mesmo abrandada de acordo com ambos os métodos de cálculo. Assim, devido à terapia anti-hipertensiva com/sem estatinas e metformina, a taxa de envelhecimento voltou ao normal em quase metade dos pacientes. Estes resultados indicam a necessidade de intervenções adicionais para prevenir o envelhecimento prematuro em doentes com HTN - como a potencial utilização de geroprotectores. No entanto, são necessários mais estudos para avaliar a sua eficácia em doentes com HTN, dependendo das doenças existentes. Com base nas alterações observadas nos marcadores de SO, pode também assumir-se que os agentes com elevada atividade antioxidante podem ser eficazes na redução da taxa de envelhecimento em doentes com HTN, especialmente naqueles com patologias metabólicas como a HSC, a RI e/ou a dislipidemia. Por outro lado, pode afirmar-se que os métodos utilizados para avaliar o índice de envelhecimento reflectem mecanismos de envelhecimento distintos, pelo que, mesmo após medidas terapêuticas e preventivas, é aconselhável avaliar o índice de envelhecimento de acordo com ambos os métodos.

A análise do índice de envelhecimento baseado na ΔPA (alterações na PA) para cada grupo separadamente revelou uma diminuição na proporção de pacientes com envelhecimento acelerado após as medidas terapêuticas e preventivas. A maior redução na proporção de pacientes com envelhecimento precoce foi observada no Grupo 3 (-55%, de 65% para 10%), em comparação com o Grupo 2 (-35%, de 50% para 15%) e o Grupo 1 (-5%, de 25% para 20%).

Resultados semelhantes na redução dos índices de envelhecimento foram observados com base na avaliação do ΔBA2. Especificamente, em cada grupo, a proporção de pacientes com envelhecimento acelerado diminuiu após as medidas terapêuticas e preventivas. Após estas intervenções, a proporção de doentes com envelhecimento precoce diminuiu 50% no Grupo 3 (de 95% para 45%) e 40% no Grupo 1 (de 80% para 40%) e no Grupo 2 (de 85% para 45%).

Assim, as modificações do estilo de vida e a terapêutica anti-hipertensora - especialmente quando combinada com metformina ou rosuvastatina - ajudam a reduzir a taxa de envelhecimento dos doentes com HTN. No entanto, estas medidas terapêuticas e preventivas foram insuficientes para eliminar o envelhecimento prematuro em todos os doentes com HTN durante o período do estudo. Os resultados sugerem que a incorporação de medicamentos com elevada atividade antioxidante pode ser uma estratégia potencial para normalizar as taxas de envelhecimento em doentes hipertensos, a par dos tratamentos tradicionais.

Capítulo 5. Rastreio personalizado e recomendações de gestão para pacientes com hipertensão arterial e hipotiroidismo subclínico

Recomendações de rastreio

1. Os médicos dos cuidados primários são aconselhados a efetuar rastreios anuais do hipotiroidismo subclínico e do envelhecimento acelerado em doentes com hipertensão. As avaliações recomendadas incluem o peso corporal, o perímetro da cintura e da anca, a largura da distribuição dos glóbulos vermelhos, o volume corpuscular médio, a percentagem de linfócitos, a contagem absoluta de leucócitos, a glicose, a albumina, a creatinina, a fosfatase alcalina, a proteína C-reactiva, a hormona estimulante da tiroide (TSH) e os hidroperóxidos totais. Utilizando um algoritmo de diagnóstico, a categorização do risco de envelhecimento prematuro deve basear-se nestes resultados.

2. Pesquisa de factores de risco na hipertensão associada ao hipotiroidismo subclínico. Os doentes com hipertensão combinada e hipotiroidismo subclínico apresentam uma maior prevalência de factores de risco metabólicos, como a resistência à insulina, a dislipidemia e a obesidade, em comparação com os doentes com hipertensão isolada. Nomeadamente:

- O excesso de peso/obesidade é 1,2 vezes mais frequente ($p = 0,047$).
- A hiperlipidemia, devida principalmente ao colesterol de lipoproteínas de muito baixa densidade, ocorre 1,7 vezes mais frequentemente ($p = 0,016$).
- A resistência à insulina é 1,3 vezes mais comum nos doentes jovens (25-44 anos, $p = 0,021$).

3. Procura de factores de risco de envelhecimento prematuro em condições combinadas. Em comparação com a hipertensão isolada, os doentes com hipotiroidismo subclínico e hipertensão apresentam:

- Níveis mais elevados de proteína C-reactiva ($p = 0,001$) e de fator de necrose tumoral alfa ($p = 0,001$).

- Maior desequilíbrio oxidativo, indicado por hidroperóxidos totais elevados (p = 0,001) e actividades enzimáticas antioxidantes mais baixas, como a superóxido dismutase (p = 0,002).
- Aumento dos níveis de SIRT1 (p = 0,001), um marcador de envelhecimento saudável.

4. Avaliação do envelhecimento acelerado nos grupos de doentes. O envelhecimento acelerado é observado 1,3 vezes mais frequentemente em condições combinadas (p = 0,0001), com base na idade biológica derivada de parâmetros antropométricos e bioquímicos. Este facto realça a importância da utilização destas medidas para a avaliação do estado metabólico e do risco.

Gestão do envelhecimento acelerado

1. Para os doentes com hipertensão e envelhecimento acelerado, é fundamental a correção dos factores de risco cardiovascular tradicionais e dos desvios antropométricos, seguida de uma reavaliação dos índices de envelhecimento.
2. A prescrição de rosuvastatina (5-10 mg uma vez por dia) e metformina (500-1000 mg duas vezes por dia) é encorajada para doentes hipertensos com hipotiroidismo subclínico, quando indicado. Estes medicamentos ajudam a reduzir o risco de envelhecimento prematuro, actuando sobre os processos metabólicos e oxidativos subjacentes. Apesar destes avanços, até 50% dos doentes hipertensos mantêm um envelhecimento acelerado e um desequilíbrio oxidativo após as intervenções tradicionais, o que sublinha a necessidade de estratégias de gestão abrangentes.
3. As estratégias terapêuticas para os doentes sem factores de risco cardiovascular ou pós-correção devem visar a normalização dos processos redox. Recomenda-se uma reavaliação do risco de envelhecimento prematuro seis meses após a intervenção.

Referências

1. Tian YE, Cropley V, Maier AB, Lautenschlager NT, Breakspear M, Zalesky A. Heterogeneous aging across multiple organ systems and prediction of chronic disease and mortality. Nature medicine. 2023 May;29(5):1221-31.

2. Spinelli R, Parrillo L, Longo M, Florese P, Desiderio A, Zatterale F, Miele C, Raciti GA, Beguinot F. Molecular basis of ageing in chronic metabolic diseases. Journal of Endocrinological Investigation. 2020 Oct;43:1373-89.

3. Leyane TS, Jere SW, Houreld NN. Oxidative stress in ageing and chronic degenerative pathologies: molecular mechanisms involved in counteracting oxidative stress and chronic inflammation. International journal of molecular sciences. 2022 Jun 30;23(13):7273.

4. Tam BT, Morais JA, Santosa S. Obesity and ageing: Two sides of the same coin. Obesity Reviews. 2020 Apr;21(4):e12991.

5. World Health Organization. Global Report on Hypertension: The Race Against a Silent Killer. World Health Organization; 2023 Sep 19.

6. Rahimi K, Emdin CA, MacMahon S. The Epidemiology of Blood Pressure and Its Worldwide Management. Circulation Research. 2015 Mar 13;116(6):925-36.

7. Wyne KL, Nair L, Schneiderman CP, et al. Hypothyroidism prevalence in the United States: a retrospective study combining national health and nutrition examination survey and claims data, 2009–2019. Journal of the Endocrine Society. 2023;7(1):bvac172.

8. Biondi B, Cappola AR, Cooper DS. Subclinical hypothyroidism: a review. JAMA. 2019;322(2):153-60.

9. Hegedüs L, Bianco AC, Jonklaas J, et al. Primary hypothyroidism and quality of life. Nature Reviews Endocrinology. 2022;18(4):230-42.

10. Feldt-Rasmussen U, Effraimidis G, Bliddal S, Klose M. Consequences of undertreatment of hypothyroidism. Endocrine. 2024;84(2):301-8.

11. Gluvic ZM, Zafirovic SS, Obradovic MM, et al. Hypothyroidism and risk of cardiovascular disease. Current Pharmaceutical Design. 2022 Jul 1;28(25):2065-72.

12. Spiers GF, Kunonga TP, Hall A, et al. Measuring frailty in younger populations: a rapid review of evidence. BMJ Open. 2021 Mar 1;11(3):e047051.

13. Loecker C, Schmaderer M, Zimmerman L. Frailty in young and middle-aged adults: an integrative review. The Journal of Frailty & Ageing. 2021 Apr;10:327-33; Gordon EH, Peel NM, Hubbard RE, Reid N. Frailty in younger adults in hospital. QJM: An International Journal of Medicine. 2023 Oct 1;116(10):845-9.

14. Bagshaw SM, Majumdar SR, Rolfson DB, et al. A prospective multicenter cohort study of frailty in younger critically ill patients. Critical Care. 2016 Dec;20:1-0.

15. Hepp M, Werion A, De Greef A, de Ville de Goyet C, de Bournonville M, Behets C, Lengelé B, Daumerie C, Mourad M, Ludgate M, Many MC. Oxidative stress-induced sirtuin1 downregulation correlates to hif-1α, glut-1, and vegf-a upregulation in th1 autoimmune hashimoto's thyroiditis. International journal of molecular sciences. 2021 Apr 7;22(8):3806.

16. Bielecka-Dabrowa A, Godoy B, Suzuki T, Banach M, von Haehling S. Subclinical hypothyroidism and the development of heart failure: an overview of risk and effects on cardiac function. Clinical Research in Cardiology. 2019 Mar 1;108(3):225-33.

17. Laurent S, Cunha PG. Arterial stiffness in early phases of prehypertension. InPrehypertension and Cardiometabolic Syndrome 2019 (pp. 101-126). Springer, Cham.

18. Martinez F. Thyroid hormones and heart failure. Heart Fail Rev. 2016;21(4):361–4. https://doi.org/10.1007/ s10741-016-9556-5.

19. Loperena R, Harrison DG. Oxidative stress and hypertensive diseases. Medical Clinics. 2017 Jan 1;101(1):169-93.

20. Dikalov SI, Dikalova AE. Crosstalk between mitochondrial hyperacetylation and oxidative stress in vascular dysfunction and hypertension. Antioxidants & redox signaling. 2019 Oct 1;31(10):710-21. Doi:10.1089/ars.2018.7632.

21. Mancini A, Di Segni C, Raimondo S, Olivieri G, Silvestrini A, Meucci E, Currò D. Thyroid hormones, oxidative stress, and inflammation. Mediators of inflammation. 2016;2016.

22. Erem C, Suleyman AK, Civan N, Mentese A, Nuhoglu İ, Uzun A, Coskun H, Deger O. The effect of L-thyroxine replacement therapy on ischemia-modified albümin and malondialdehyde levels in patients with overt and subclinical hypothyroidism. Endocrine research. 2016 Oct 1;41(4):350-60.

23. Kolesnikova OV, Radchenko AO. Modern view on the mechanisms of the oxidative stress development and its biomarkers at the most common non-infectious diseases. Ukrainian Therapeutical Journal. 2020 Feb 5(1):51-61.

24. Tomiyama H, Shiina K, Matsumoto-Nakano C, Ninomiya T, Komatsu S, Kimura K, Chikamori T, Yamashina A. The contribution of inflammation to the development of hypertension mediated by increased arterial stiffness. Journal of the American Heart Association. 2017 Jun 30;6(7):e005729.

25. Hannum G, Guinney J, Zhao L, Zhang LI, Hughes G, Sadda S, Klotzle B, Bibikova M, Fan JB, Gao Y, Deconde R. Genome-wide methylation profiles reveal quantitative views of human ageing rates. Molecular cell. 2013 Jan 24;49(2):359-67.

26. Horvath S. DNA methylation age of human tissues and cell types. Genome biology. 2013 Oct;14:1-20.

27. Voitenko V.P, Tokar A.V., Chebotarev D.F. et al. Methodology of determining biological age. Gerontology and geriatrics. 1984. Yearbook. Biological age. Heredity and Ageing, Kiev. 1984: 133-137.

28. Levine ME, Lu AT, Quach A, Chen BH, Assimes TL, Bandinelli S, Hou L, Baccarelli AA, Stewart JD, Li Y, Whitsel EA. An epigenetic biomarker of ageing for lifespan and healthspan. Ageing (albany NY). 2018 Apr;10(4):573.

29. Kolesnikova OV, Radchenko AO. Method for determining biological age. Ukraine. Patent No. a 2021 07048. Filed December 9, 2021; Published June 14, 2023; Bulletin No. 24.

30. Radchenko AO, Kolesnikova OV. Differences in aging rates based on different methods of calculation in patients with arterial hypertension and subclinical hypothyroidism. Ukrainian Therapeutical Journal. 2024 Mar 31(1):21-8.

31. Vasiliu D, Dobrovie M, Vintila VD, Vintila AM. [PP. 27.08] Hypertension control in patients with hypothyroidism. Journal of Hypertension. 2017 Sep 1;35:e313.

32. Özben B, Toprak A, Yavuz D, Aydın H, Tarçın Ö, Deyneli O, Akalın S. Effects of restoration of the euthyroid state on epicardial adipose tissue and carotid intima media thickness in subclinical hypothyroid patients. Endocrine. 2015 Apr 1;48(3):909-15.

33. Biondi B, Duntas LH. Subclinical Hypothyroidism. InThe Thyroid and Its Diseases 2019 (pp. 255-263). Springer, Cham.

34. Williams BR, Mancia G, Spiering W, Rosei EA, Azizi M, Burnier M, Clement DL, Coca A, de Simone G, Dominiczak A, Kahan T. 2018 ESC/ESH Guidelines for the management of arterial hypertension. Kardiologia Polska (Polish Heart Journal). 2019;77(2):71-159.

35. Liu G, Ren M, Du Y, Zhao R, Wu Y, Liu Y, Qi L. Effect of thyroid hormone replacement treatment on cardiac diastolic function in adult patients with subclinical hypothyroidism: a meta-analysis. Frontiers in Endocrinology. 2023 Sep 25;14:1263861.

36. Triggiani V, Cittadini A, Lisco G. Effect of levothyroxine replacement therapy in patients with subclinical hypothyroidism and chronic heart failure: A systematic review. Frontiers in Endocrinology. 2022 Nov 15;13:1013641.

37. Ahluwalia R, Baldeweg SE, Boelaert K, Chatterjee K, Dayan C, Okosieme O, Priestley J, Taylor P, Vaidya B, Zammitt N, Pearce SH. Use of liothyronine (T3) in hypothyroidism: Joint British Thyroid Association/Society for endocrinology consensus statement. Clinical Endocrinology. 2023 Aug;99(2):206-16.

38. Verma A. Supplementing liothyronine to levothyroxine therapy for management of hypothyroidism: Current clinical practice and beyond. International Journal of Endocrinology. 2024;6(1):12-6.

39. Shakir MK, Brooks DI, McAninch EA, Fonseca TL, Mai VQ, Bianco AC, Hoang TD. Comparative effectiveness of levothyroxine, desiccated thyroid extract, and levothyroxine+ liothyronine in hypothyroidism. The Journal of Clinical Endocrinology & Metabolism. 2021 Nov 1;106(11):e4400-13.

40. Xu S, Ilyas I, Little PJ, Li H, Kamato D, Zheng X, Luo S, Li Z, Liu P, Han J, Harding IC. Endothelial dysfunction in atherosclerotic cardiovascular diseases and beyond: from mechanism to pharmacotherapies. Pharmacological reviews. 2021 Jul 1;73(3):924-67.

41. Nemtsova V, Bilovol O, Zlatkina V, Ilchenko I. The Effect Of Middle-Dose Statin Therapy On The Vascular Endothelium Function In Patients With A Combined Course Of Hypertension, Type 2 Diabetes And Subclinical Hypothyroidism. Atherosclerosis. 2019 Aug 1;287:e260.

42. Cai X, She M, Xu M, Chen H, Li J, Chen X, Zheng D, Liu J, Chen S, Zhu J, Xu X. GLP-1 treatment protects endothelial cells from oxidative stress-induced autophagy and endothelial dysfunction. International journal of biological sciences. 2018;14(12):1696.

43. Yang J, Si D, Zhao Y, He C, Yang P. S-amlodipine improves endothelial dysfunction via the RANK/RANKL/OPG system by regulating microRNA-155 in hypertension. Biomedicine & Pharmacotherapy. 2019 Jun 1;114:108799.

44. Onda K, Tong S, Beard S, Binder N, Muto M, Senadheera SN, Parry L, Dilworth M, Renshall L, Brownfoot F, Hastie R. Proton pump inhibitors decrease soluble fms-like tyrosine kinase-1 and soluble endoglin secretion, decrease hypertension, and rescue endothelial dysfunction. Hypertension. 2017 Mar;69(3):457-68.

45. Buda V, Andor M, Baibata DE, Cozlac R, Radu G, Coricovac D, Danciu C, Ledeti I, Cheveresan A, Nica C, Tuduce P. Decreased sEng plasma levels in hypertensive patients with endothelial dysfunction under chronic treatment with Perindopril. Drug design, development and therapy. 2019;13:1915.

46. Blanco-Rivero J, Xavier FE. Therapeutic Potential of Phosphodiesterase Inhibitors for Endothelial Dysfunction-Related Diseases. Current Pharmaceutical Design. 2020.

47. Cojic M, Kocic R, Klisic A, Kocic G. The effects of vitamin D supplementation on metabolic and oxidative stress markers in patients with type 2 diabetes: A 6-month follow up randomized controlled study. Frontiers in endocrinology. 2021 Aug 19;12:610893.

48. Ma H, Qiao Z, Li N, Zhao Y, Zhang S. The relationship between changes in vitamin A, vitamin E, and oxidative stress levels, and pregnancy outcomes in patients with gestational diabetes mellitus. Annals of palliative medicine. 2021 Jun;10(6):6630636-6636.

49. Margaritelis NV, Paschalis V, Theodorou AA, Kyparos A, Nikolaidis MG. Antioxidant supplementation, redox deficiencies and exercise performance: A falsification design. Free Radical Biology and Medicine. 2020 Oct 1;158:44-52.

50. Zakeri N, Asbaghi O, Naeini F, Afsharfar M, Mirzadeh E, kasra Naserizadeh S. Selenium supplementation and oxidative stress: A review. PharmaNutrition. 2021 Sep 1;17:100263.

51. Jomova K, Raptova R, Alomar SY, Alwasel SH, Nepovimova E, Kuca K, Valko M. Reactive oxygen species, toxicity, oxidative stress, and antioxidants: Chronic diseases and aging. Archives of toxicology. 2023 Oct;97(10):2499-574.

52. Esmaeilizadeh M, Hosseini M, Beheshti F, Alikhani V, Keshavarzi Z, Shoja M, Mansoorian M, Sadeghnia HR. Vitamin C improves liver and renal functions in hypothyroid rats by reducing tissue oxidative injury. International Journal for Vitamin and Nutrition Research. 2019 Feb 21.

53. Baghcheghi Y, Mansouri S, Beheshti F, Shafei MN, Salmani H, Reisi P, Anaeigoudari A, Bideskan AE, Hosseini M. Neuroprotective and long term potentiation improving effects of vitamin E in juvenile hypothyroid rats. International Journal for Vitamin and Nutrition Research. 2019 Apr 24.

54. Gano LB, Donato AJ, Pasha HM, Hearon Jr CM, Sindler AL, Seals DR. The SIRT1 activator SRT1720 reverses vascular endothelial dysfunction, excessive superoxide production, and inflammation with aging in mice. American Journal of Physiology-Heart and Circulatory Physiology. 2014 Dec 15;307(12):H1754-63.

55. Hernández-Guerrero C, Parra-Carriedo A, Ruiz-de-Santiago D, Galicia-Castillo O, Buenrostro-Jáuregui M, Díaz-Gutiérrez C. Genetic polymorphisms of antioxidant enzymes CAT and SOD affect the outcome of clinical, biochemical, and anthropometric variables in people with obesity under a dietary intervention. Genes & nutrition. 2018 Dec;13:1-0.

56. İzmirli M, Göktekin Ö, Bacaksız A, Uysal Ö, Kılıç Ü. The effect of the SIRT1 2827 A> G polymorphism, resveratrol, exercise, age and occupation in Turkish population with cardiovascular disease. Anatolian Journal of Cardiology. 2015 Feb;15(2):103.

57. Strycharz J, Rygielska Z, Swiderska E, Drzewoski J, Szemraj J, Szmigiero L, Sliwinska A. SIRT1 as a therapeutic target in diabetic complications. Current medicinal chemistry. 2018 Mar 1;25(9):1002-35.

58. Thanekar U, Gill RK, Dhakal S, Hosawi A, Elased KM. Abstract P2044: renoprotective effects of canagliflozin in db/db diabetic mice. Hypertension. 2019 Sep;74(Suppl_1):AP2044.

59. Kilic U, Gok O, Elibol-Can B, Uysal O, Bacaksiz A. Efficacy of statins on sirtuin 1 and endothelial nitric oxide synthase expression: the role of sirtuin 1 gene variants in

human coronary atherosclerosis. Clinical and Experimental Pharmacology and Physiology. 2015 Apr;42(4):321-30.

60. Yamac AH, Uysal O, Ismailoglu Z, Ertürk M, Celikten M, Bacaksiz A, Kilic U. Premature myocardial infarction: genetic variations in SIRT1 affect disease susceptibility. Cardiology Research and Practice. 2019;2019(1):8921806.

61. Murray EC, Nosalski R, MacRitchie N, Tomaszewski M, Maffia P, Harrison DG, Guzik TJ. Therapeutic targeting of inflammation in hypertension: from novel mechanisms to translational perspective. Cardiovascular research. 2021 Nov 15;117(13):2589-609.

62. Madej A, Dąbek J, Majewski M, Szuta J. Effect of perindopril and bisoprolol on IL-2, INF-γ, hs-CRP and T-cell stimulation and correlations with blood pressure in mild and moderate hypertension. International journal of clinical pharmacology and therapeutics. 2018 Sep 1;56(9):393.

63. Jafarnejad S, Boccardi V, Hosseini B, Taghizadeh M, Hamedifard Z. A meta-analysis of randomized control trials: the impact of vitamin C supplementation on serum CRP and serum hs-CRP concentrations. Current pharmaceutical design. 2018 Aug 1;24(30):3520-8.

64. Ridker PM, Everett BM, Thuren T, MacFadyen JG, Chang WH, Ballantyne C, Fonseca F, Nicolau J, Koenig W, Anker SD, Kastelein JJ. Antiinflammatory therapy with canakinumab for atherosclerotic disease. New England journal of medicine. 2017 Sep 21;377(12):1119-31.

65. Zhang XL, Lan RF, Zhang XW, Xu W, Wang L, Kang LN, Xu B. Association Between Baseline, Achieved, and Reduction of CRP and Cardiovascular Outcomes After LDL Cholesterol Lowering with Statins or Ezetimibe: A Systematic Review and Meta-Analysis. Journal of the American Heart Association. 2019 Aug 20;8(16):e012428.

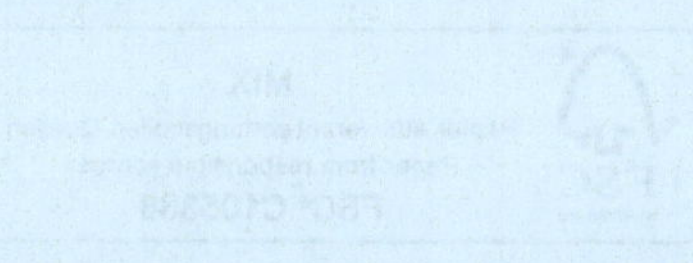

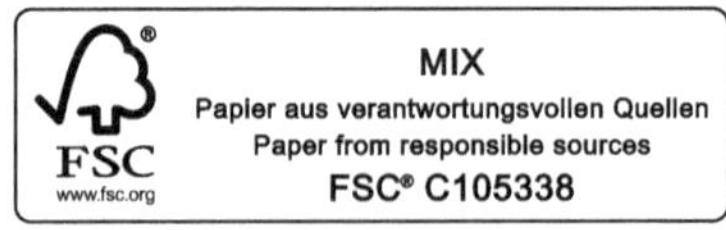

Printed by Books on Demand GmbH, Norderstedt / Germany